Sven-A. Sölveborn

Das Buch vom Stretching

Beweglichkeitstraining durch Dehnen und Strecken

Mosaik Verlag

Titel der Originalausgabe: Boken om Stretching
Originalverlag: SölveBok, Snårestad 8, 27100 Ystad, Schweden
Telephon 0411-70007

Umschlag: Ronnie Nilsson und Heidrun Nawrot
Umschlagphoto: Åke Hedström
Illustrationen: Ronnie Nilsson
Übersetzung: Désirée Benstem
Medizinisch-fachliche Überprüfung:
Iréne von Massenbach-Thöneböhn und Dr. Günther Stedtfeld

Herrn Professor Bertil Sonesson am Anatomischen Institut, Lund, möchte ich herzlich Dank sagen für die fachliche Überprüfung meines Buches aus anatomischer Sicht.
Sven A. Sölveborn

Hinweis für den Leser

Auf Wunsch kann die Originalbibliographie in englischer Sprache beim Verlag angefordert werden.

Der Mosaik Verlag ist ein Unternehmen der Verlagsgruppe Bertelsmann

Satz: Filmsatz Schröter GmbH, München
Druck und Bindung: Mohndruck Graphische Betriebe GmbH, Gütersloh
Printed in Germany. ISBN 3-570-03416-X

Inhalt

Vorwort 5

Das ist Stretching 6

Stretching 8
Einige wichtige Begriffe zum Beweglichkeitstraining 10 – Das Grundprinzip 11
Das allgemeine Grundprogramm 11 – Einige Tips 12 – Konditionstraining 13
Herkömmliche Zerrgymnastik und andere ungeeignete Übungen 13
Bewegungsübungen 15

Übungen für bestimmte Muskeln und Muskelgruppen 17

Muskelschema 18 – Brustmuskulatur 21 – Schultermuskulatur 25
Oberarmmuskulatur 28 – Unterarmmuskulatur 30 – Oberschenkelmuskulatur 35
Hüft- und Gesäßmuskulatur 48 – Leistenmuskulatur 50
Hüftbeugermuskulatur 55 – Wadenmuskulatur 57
Vordere Unterbein- und Fußmuskulatur 62 – Rückenmuskulatur 65
Nackenmuskulatur 68 – Seitenmuskulatur des Rumpfes 71 – Bauchmuskulatur 72
Äußere Schenkelmuskeln und -sehnen 73

Basisprogramme für bestimmte Sportarten 75

Laufen 76 – Skifahren, Langlaufen 78 – Schwimmen 80 – Radfahren 82
Fußball 84 – Eishockey (Bandy) 86 – Handball 88 – Tennis 90
Badminton, Squash 92 – Volleyball 94 – Basketball 96 – Golf 98
Gewichtheben (Bodybuilding) 100 – Ringen 102
Bowling 104 – Rugby 106 – Windsurfen 108

Stretching – seine Wirkungen und Methoden 110

Stretching beugt Schäden vor 111
Rehabilitation nach Schäden 112

Stretching wirkt leistungssteigernd 113
Krafttraining und Stretching 113 – Stretching gegen Leistenbeschwerden 114

Der Streckreflex 115
Die Muskelspindeln und der Streckreflex 115
Die Sehnenspindel und der Anti-Streckreflex 116
Methoden zur Hemmung des Streckreflexes 117
Die Nachgiebigkeit des Bindegewebes 119

Stretching-Methoden 120
Statisches, dynamisches und PNF-Stretching 120
Sechs amerikanische Stretching-Methoden 120
Der Zeitfaktor beim Stretching 121 – Einige historische Überblicke 123
Wissenschaftliches über Stretching 123
Kinder und Stretching 125 – Ältere Menschen und Stretching 125
Zuerst gewöhnliche Erwärmung 126 – Zur psychischen Entspannung 126
Als Schmerzbehandlung 126 – Gegen Muskelempfindlichkeit 127
Bei Rückenbeschwerden 127
Anspannen – Entspannen – Stretching 127
Dehnung – weiter ausgeführt 128

Vorwort

Jede körperliche Arbeit, und damit auch die sportliche Leistung, wird von der Muskulatur erbracht. Für diese Aufgabe ist sie anatomisch zweckmäßig gebaut und an Versorgungs- und Kommunikationssysteme, den Blutkreislauf und das Nervensystem, angeschlossen. Zur Bewegung müssen die Knochen in ihren Verbindungen in ihren Stellungen im Raum verändert werden. Bei einer Haltung soll jede Bewegung vermieden werden. Beides schafft die Muskulatur, wenn sie bestimmte Eigenschaften aufweist. Wie Kraft und Ausdauer ist auch Dehnbarkeit, Beweglichkeit oder Flexibilität trainierbar. Durch Stretching.

Sven-A. SÖLVEBORN hat die Methoden des Stretching zur Verbesserung der Beweglichkeit systematisch bearbeitet. Während die Trainingsverfahren zur Verbesserung von Kraft und lokaler wie allgemeiner Ausdauer sehr genau untersucht worden sind und mit Erfolg in den Sport eingeführt wurden, sind die Trainingsmethoden zur Verbesserung der Beweglichkeit noch nicht genügend bekannt.

Oft begnügt man sich mit allgemeinen nichtgezielten Maßnahmen. Die Auflockerungsgymnastik vor einem anstrengenden Wettkampf im Turnen, in der Leichtathletik oder auch in Fußballspielen ist deswegen nicht selten dem Zufall überlassen. Das Studium der vorliegenden Monographie kann hier entscheidend weiterhelfen. Dem Sportarzt liegt verständlicherweise das Stretching deswegen besonders am Herzen, weil es dazu beiträgt, durch systematische Vordehnung die Verletzungsanfälligkeit im Muskel erheblich zu senken. Wie bei anderen Trainingsmethoden muß die Beweglichkeit allerdings systematisch und vor allem gezielt angegangen werden.

Das vorliegende Buch gibt dazu wertvolle theoretische, aber noch mehr praktische Hinweise. Wir wünschen deswegen dem Werk eine weite Verbreitung zum Nutzen des Aktiven und der vielen Patienten, die an mangelnder Beweglichkeit leiden.

Damp, den 31. 5. 1983 Prof. Dr. med. H. Schoberth

Das ist Stretching

Entsprechend der Methode Anspannung – Entspannung – Dehnung

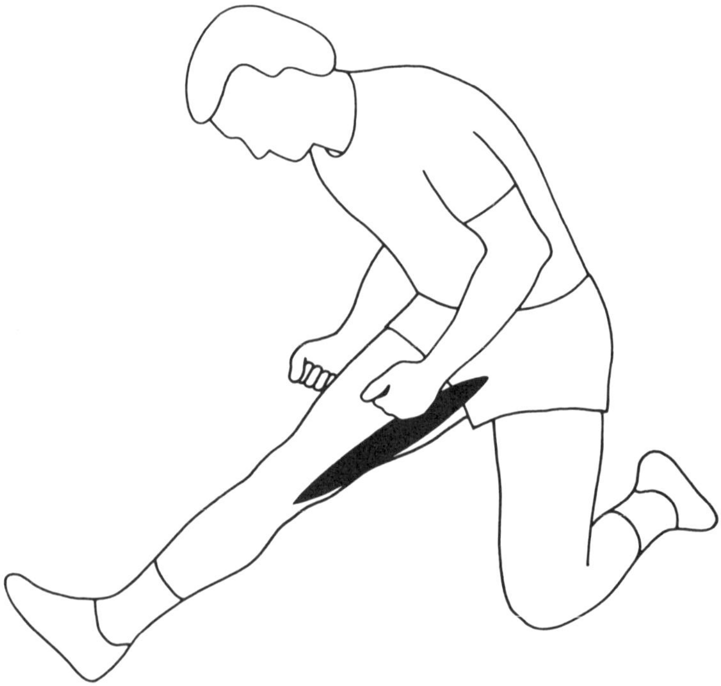

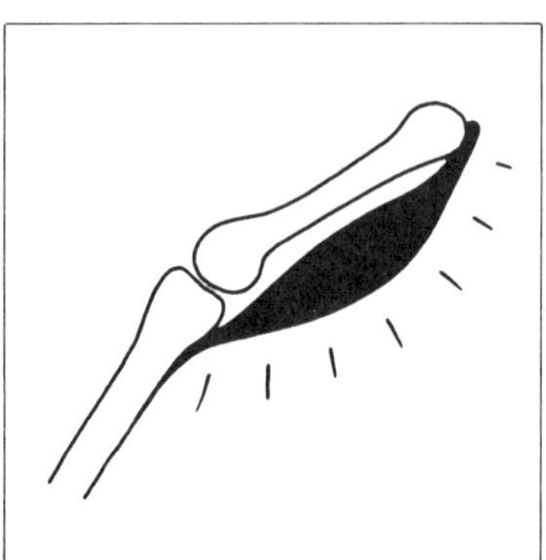

Der beste Weg, sich mit Stretching bekannt zu machen, ist, den Körper spüren zu lassen, wie es sich anfühlt. Probieren Sie die folgende typische Übung, ehe Sie auf Seite 10 weiterlesen:
Das Prinzip lautet: erst den Muskel anspannen, ihn wieder entspannen und dann dehnen.
Knien Sie auf einem Knie und halten Sie das andere Bein gerade nach vorn ausgestreckt. Spannen Sie 20 Sekunden lang den Muskel auf der Hinterseite des Oberschenkels an, indem Sie die Ferse gegen den Boden pressen, so fest, wie Sie können.

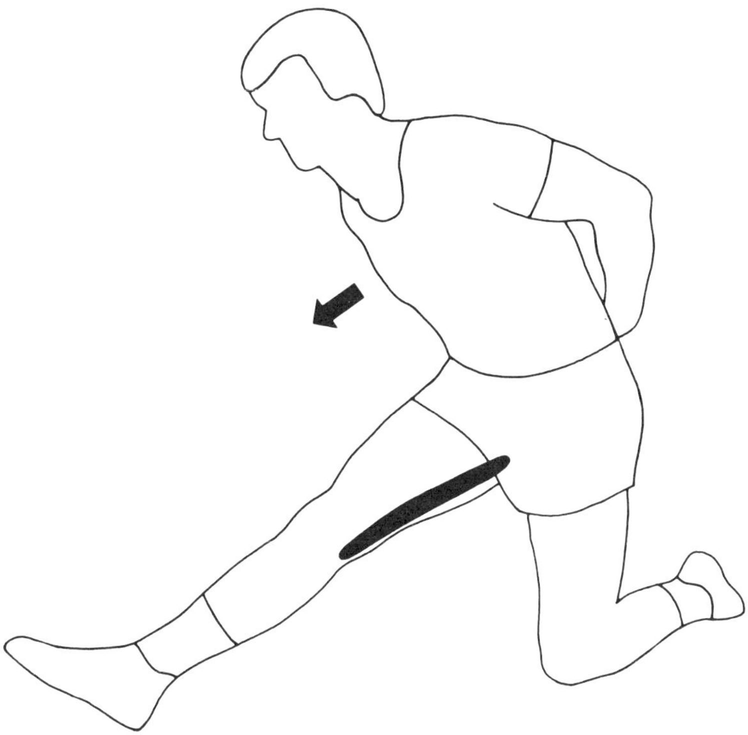

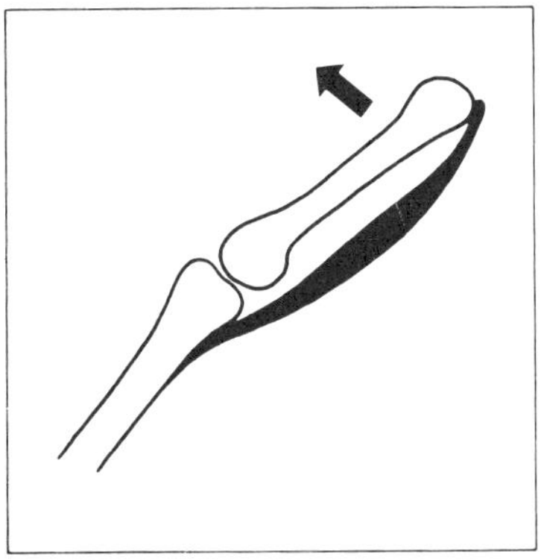

Entspannen Sie zwei bis drei Sekunden. Halten Sie den Oberkörper gerade und beugen Sie sich dann so weit es geht über das ausgestreckte Bein vor. Verbleiben Sie 20 Sekunden in dieser Haltung.
Den Muskel vorsichtig ausdehnen, das ist im eigentlichen Sinne Stretching. Es ist die Voraussetzung für erhöhte Geschmeidigkeit und Beweglichkeit. Stretching darf niemals Zerren sein. Dies wäre kaum von Nutzen, könnte sogar schädlich sein.

Stretching

Eine einfache, aber wirkungsvolle Methode,
Ihre Beweglichkeit zu verbessern

Stretching heißt eine neue, wissenschaftliche Methode, durch die man die Beweglichkeit einfach und wirkungsvoll trainieren kann.
Unter den »Trimm-Dich-Freunden« und den Sportlern ist das Trainieren der Beweglichkeit lange vernachlässigt worden. Die ganze Aufmerksamkeit hat dem Training der Kondition und der Kraft gegolten.
Um den Körper möglichst fit zu halten, sind jedoch alle drei Faktoren gleich notwendig: Kraft, Kondition und Beweglichkeit.
Die Stretchingmethode ersetzt das herkömmliche Federn und Zerren nach dem Modell von Ling völlig – Übungen, die sich als mehr oder weniger wirkungslos gezeigt haben und in vielen Fällen für den Körper sogar schädlich waren. Stretching bietet mehrere Möglichkeiten und Wege der Muskeldehnung.

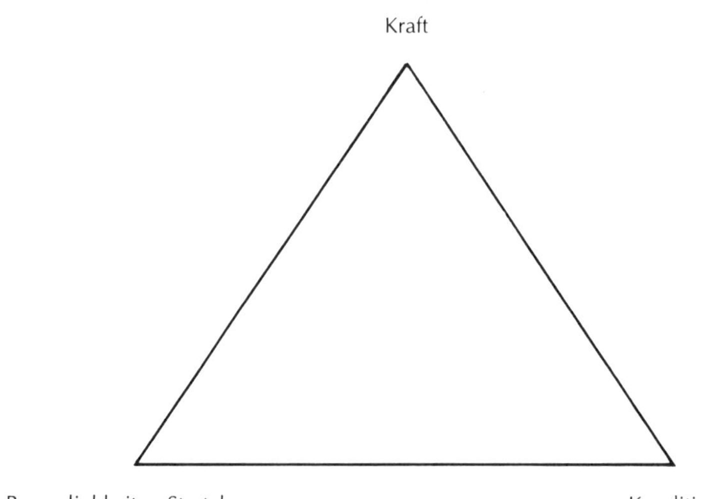

Hier ist das Prinzip für die Art Stretching, die wir empfehlen.

ANSPANNEN

1. Spannen Sie den Muskel oder die Muskelgruppe durch Stemmen gegen einen Widerstand mit größtmöglicher Kraft an, ohne den Muskel zu verkürzen (statisch/isometrische Muskelanspannung). Verbleiben Sie so 10 bis 30 Sekunden.

ENTSPANNEN

2. Entspannen Sie höchstens 2 bis 3 Sekunden.

DEHNEN

3. Stretch. Dehnen Sie den Muskel sanft und so lang wie möglich und verbleiben Sie in dieser Haltung genau so lange wie bei der Muskelanspannung.

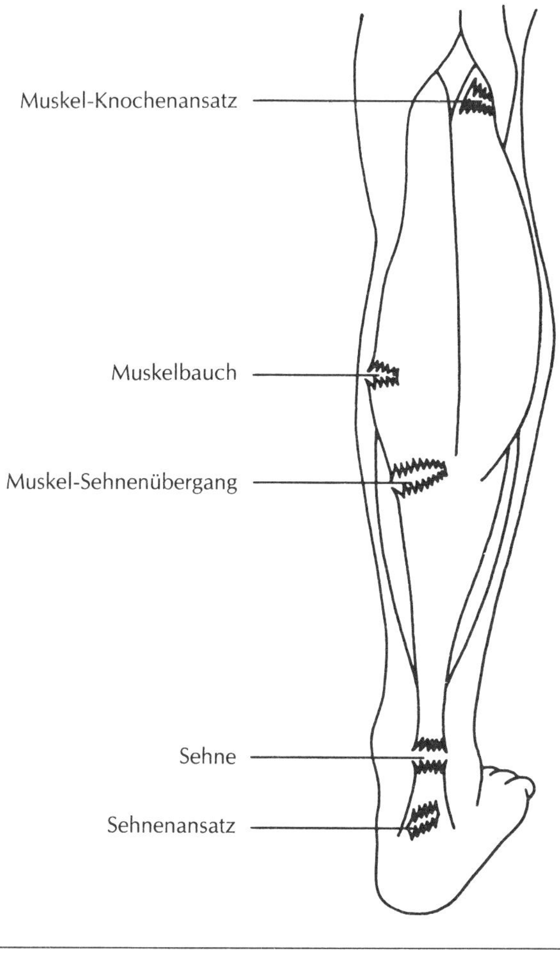

Körperstellen, die prinzipiell zerrungsgefährdet und durch Stretching geschont werden können: Muskel-Knochenansatz, Muskelbauch, Muskel-Sehnenübergang, Sehne und Sehnenansatz.

Diese Methode wird schon lange von Krankengymnasten verwendet und ist während der letzten Jahre auch von einigen Sporttrainern übernommen worden. Die Übungen des Stretching sind einfach zu lernen. Sie können ohne Hilfsmittel und das ganze Jahr über ausgeübt werden. Sie sind außerdem so aufgebaut, daß sie für jeden passen: für Alte wie für Junge, für Untrainierte wie für Hochtrainierte, für »Trimm-Dich-Freunde« wie für Berufssportler.

Manche Übungen kann man ebenso gut mit einem Partner durchführen. Bei einigen Übungen ist es einfacher, wenn man einen Ball, Hocker, Sprungkasten oder eine Sprossenwand zur Verfügung hat. Es gibt jedoch in jedem Fall genug Übungen für sämtliche Muskelgruppen, die keiner Hilfsmittel bedürfen.

Stretchingübungen sollten Bestandteil jeglicher Art von Training sein und zwar beim Aufwärmen und bei der abschließenden Entspannung. Die sanften, harmonischen Übungen tragen dabei auch zur psychischen Entspannung bei, wodurch das Beweglichkeitstraining noch wirksamer wird.

Das Einzigartige beim Stretchingtraining ist, daß es sich auch als Vorbeugung gegen Verletzungen erwiesen hat. Es gibt eindeutig einen Zusammenhang zwischen verkrampfter, verkürzter Muskulatur und der Entstehung von Verletzungen. Wenn man Stretching nach dem Prinzip Muskelanspannung – Entspannung – Dehnung ausübt, wird die Gefahr einer Verletzung, wie zum Beispiel einer Muskelzerrung oder Entzündung der Muskeln, Sehnen oder Muskelansätze, deutlich verringert.

Außerdem weiß man heute, daß diese Art Stretching Rückbildungen und Muskelschwund verhütet, häufige Folgen der Inaktivität zum Beispiel bei sitzender Lebensweise oder nach der Anlage von Gipsverbänden.

Einige wichtige Begriffe zum Beweglichkeitstraining

Es gibt vier Wörter, die beim neuen Beweglichkeitstraining wichtig sind.

Das erste ist *dehnen.*

Beim Dehnen fängt man mit dem Muskel in ausgestreckter Entspannungslage an. Dann wird er (passiv) noch etwas ausgedehnt.

Das zweite Wort ist *stretchen.*

Stretchen heißt: den Muskel über längere Zeit im Dehnungszustand halten (10 bis 30 Sekunden in unseren Beispielen).

Das Wort zerren gehört nicht zum Stretchingvokabular. Das ist die alte, falsche Methode, bei der man eine Bewegung federnd bis zum Äußersten vollzieht, um danach sofort zum Ausgangspunkt zurückzukehren. Diese Art Übungen sind nicht nur schlechter als Stretching, sie sind sogar gefährlich. Nicht zerren!

Beweglichkeit ist das dritte Wort. Es steht für das Ausmaß der Gelenkbeweglichkeit, (also zum Beispiel für den Winkel zwi-

schen dem äußersten Punkt vorwärts und rückwärts, den Sie beim Durchbiegen des Fußes erreichen).
Geschmeidigkeit, das vierte Wort, heißt nicht das gleiche wie Beweglichkeit. Geschmeidigkeit ist ein Ausdruck für die Zusammenarbeit zwischen Nerven und Muskeln; mit anderen Worten: das, was Beweglichkeit, Muskelstärke und Koordination insgesamt bewirkt.

Das Grundprinzip

- Den Muskel zunächst so weit es geht 10 bis 30 Sekunden statisch anspannen.
- Völlig entspannen höchstens 2 bis 3 Sekunden lang.
- Danach sanft dehnen so weit es geht, ohne daß es weh tut, und 10 bis 30 Sekunden so verbleiben.
- Denken Sie an den Muskel, der trainiert wird, und erleben Sie die Dehnung mit. Fühlen Sie das Stretchen!
- Während des Stretching ruhig und gleichmäßig atmen. Niemals den Atem anhalten.
- Nehmen Sie ansonsten eine bequeme Lage ein. Die Wirkung des Stretching ist größer, wenn man sich entspannt verhält.
- Am vorteilhaftesten ist Stretching daher im Sitzen oder Liegen, da Sie in diesen Positionen entspannter und ausgeglichener sind.

Das allgemeine Grundprogramm

- Wärmen Sie sich auf und verbessern Sie die Blutzirkulation durch 1000 Meter Jogging. Machen Sie zwischendurch Steppschritte seitwärts oder Seilsprünge, führen Sie einen Kriegstanz auf. Andere Art der Erwärmung: Seilspringen oder mit beiden Füßen gleichzeitig hüpfen.
  Halten Sie 5 bis 10 Minuten durch.
- Machen Sie Stretchingübungen für
  - die Brustmuskulatur (Übung 2 oder 4)
  - den Rücken und Nacken (Übung 46)
  - die Innenseite des Oberschenkels (Übung 31)
  - die Waden (Übung 39)
  - die Vorderseite des Oberschenkels (Übung 20)
  - die Vorderseite des Unterschenkels (Übung 43)
  - die hintere Schenkelmuskulatur und Kniesehnen (Übung 22)
  - die Hüften (Übung 36)

  Später kann man das Programm durch zusätzliche Übungen erweitern, je nach Bedarf.
- Üben Sie individuell. Wenn Sie einen

Partner haben, so vergleichen Sie Ihre Fortschritte nicht untereinander. Stretching ist kein Wettkampf.

- Trainieren Sie regelmäßig. Wenigstens drei größere Durchgänge in der Woche ergeben ein gutes Resultat. Es ist jedoch nicht schädlich, jeden Tag zu stretchen.
- Wenn Sie auf andere Weise trainieren – Kraft, Ausdauer oder speziell für eine Sportart – dann sollten Sie zu Ihrem Trainingsprogramm das Stretching hinzufügen, um die Beweglichkeit zu erhalten oder zu verbessern und um Verletzungen zu vermeiden.
- Am wirkungsvollsten wird Stretching im Anschluß an andere Trainingsprogramme durchgeführt beim sogenannten Abtraining und dann am besten in Form von drei aufeinander folgenden Wiederholungen der Übungen für die speziell trainierten Muskelgruppen. Vor Beginn des Trainings reicht ein Stretch-Durchgang für die betreffenden Muskelgruppen aus.
- Sollte sich ein Muskel besonders steif anfühlen, ist es oft besser, den entgegenwirkenden Muskel zuerst zu stretchen.

Einige Tips

- Möchten Sie die Intensität des Trainings erhöhen, können Sie es so machen: nehmen Sie die erreichte Höchstleistung der ersten Dehnung als Ausgangspunkt für eine unmittelbare Wiederholung derselben Übung mit erneuter Muskelanspannung und dehnen Sie dann nochmals.
- Nach Stretchen einer gewissen Muskelgruppe sollten auch die im Gelenk entgegenwirkenden Muskeln, die sogenannten Antagonisten, gestretcht werden.
- Dehnen Sie die Vorderseiten der Oberschenkel vor dem Muskel auf der Hinterseite desselben Beins. So scheint es besser zu wirken.
- Ist die eine Seite steifer als die andere, dann fangen Sie immer mit der ›schlechteren‹ Seite an. Man verwendet nämlich automatisch mehr Zeit für die Seite, mit der man anfängt.
- Sollte sich die Hinterseite der Beine, besonders der Oberschenkel, verschieden steif anfühlen, und haben Sie oder hatten Sie in der Vergangenheit öfter Kreuzbeschwerden, so sollten Sie nicht beide Beine gleichzeitig beugen und dehnen. Machen Sie die Übung erst mit dem einen, dann mit dem anderen Bein.
- Seien Sie ›rückenbewußt‹. Halten Sie immer den Kopf gerade in Verlängerung des Rückens.
- Wenn Sie im Knien stretchen, müssen die Zehen immer gerade nach hinten gestreckt sein. Wenn Sie sich mit der Innenseite des Fußes abstützen, wird das Knie falsch belastet.
- Verzichten Sie auf Ihr Stretchingprogramm, wenn Sie verletzt sind oder Muskel-, Gelenk- oder Sehnenschmerzen haben. Sind Sie kürzlich operiert worden, sollten Sie erst Ihren Arzt aufsuchen, ehe Sie mit Stretching anfangen.

- Die Bilder im Übungsteil des Buches zeigen nur die verschiedenen Positionen beim Stretching. Sie geben keinen Hinweis auf das jeweils wünschenswerte Ausmaß der Dehnung.
- Schließlich: Niemals in der Extremlage federn!
- Fangen Sie den Stretch sanft und vorsichtig an und lösen Sie ihn genau so auf.

Konditionstraining

Kombinieren Sie das Stretchingtraining mit dem Training für bessere Kondition. Hier sind ein paar einfache Grundprogramme zur Auswahl.

1. Training des ›Verbrennungsmotors‹.
   Laufen 3000 Meter
   Oder:
   Intervalltraining 15/15, das heißt 15 Sekunden Anstrengung gefolgt von 15 Sekunden Ausruhen usw. 7 bis 10 Minuten lang.
   Oder:
   Intervalltraining 70/20, das heißt 70 Sekunden Anstrengung gefolgt von 20 Sekunden Ausruhen. 10 bis 12mal wiederholen.
2. Training des Spaltmotors (Milchsäuretraining).
   Intervalltraining. 30 bis 45 Sekunden Höchstanstrengung gefolgt von 60 bis 90 Sekunden Ausruhen. 5 bis 10mal wiederholen.
   Oder:
   Intervalltraining mit 50 Meter Lauf im Höchsttempo und 10 Sekunden Ausruhen. 10mal wiederholen.
   Man kann die Intensität durch Seppschritte seitwärts erhöhen, während der Ruhepause 3 bis 4 Schritte in jede Richtung. Man kann auch die Schnellphasen durch 30 Meter Vorwärts- und 20 Meter Rückwärtslauf variieren.

Herkömmliche ›Zerr‹-Gymnastik und andere ungeeignete Übungen

Vater Ling in allen Ehren, die herkömmliche ›Zerr‹-Gymnastik, die seinen Ideen entsprang, ist jedoch nicht besonders gut. Die Methode lautet, wie wir alle wissen: zerren bis zum äußersten Punkt und dann sofort in die Ausgangsstellung zurückwippen lassen, meistens in Verbindung mit federnden Nachbewegungen.
Heute weiß man, daß diese ruckartigen Schleuderbewegungen, auch ballistische Zerrungen genannt, kaum die Elastizität der Muskeln erhöht. Im Gegenteil, sie kön-

nen sogar steifere Muskeln zur Folge haben [1]).
Die Ursache hierzu ist, daß die ruckartige Schleuderbewegung einen Nervenreflex auslöst, der dem Muskel befiehlt, sich zusammenzuziehen. Dieser Streckreflex ist ein Schutzmechanismus und verhindert, daß das Gelenk bei Überanstrengung zu Schaden kommt. Jede ruckartige Zerrung aktiviert den Streckreflex.

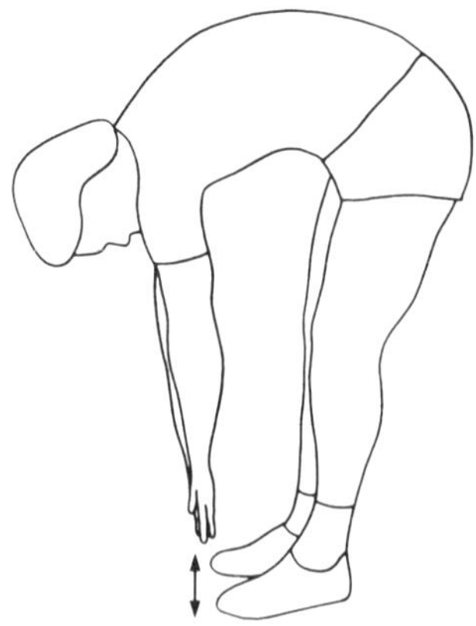

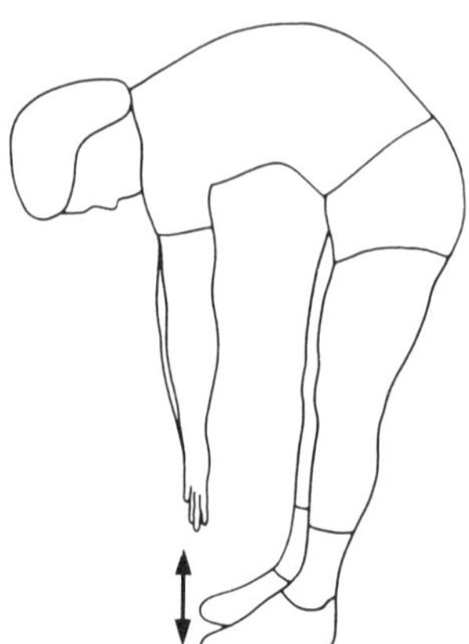

Da ausgelöste Muskelzusammenziehung und Schleuderbewegung entgegengesetzt wirken, zerreißen die Muskelfasern. Wenn sie verheilen, bilden sich Narben im Gewebe, die die Elastizität beeinträchtigen. Die Muskeln schmerzen und werden steif.
Eine Reihe weiterer durchaus üblicher Übungen ist aus anderen Gründen ungeeignet:
Seitbeugen mit Federn ist wertlos. Beim Gewichtheben ist es direkt schädlich.
Kopfrollen ergibt keinen positiven Effekt.
Bauchrollen ist keine besonders gute Übung. Macht man sie dennoch, so darf die Bewegung nicht nach hinten vollzogen werden. Die Knie sollten leicht gebeugt sein, wenn man das Gewicht von einem Bein aufs andere verlagert.
Kräftige Rückenbeugungen nach hinten sind nicht empfehlenswert.
Tiefere Kniebeugen als die, die der normalen Sitzhaltung entsprechen, sollten Sie erst machen, wenn Sie sehr gut trainiert sind.
Das Aufrichten aus der Rückenlage geschieht, indem man den Kopf nur einige Dezimeter vom Boden hebt, nicht höher (Seite 74). So arbeiten die Bauchmuskeln am besten. Beugen Sie dabei die Beine, und die Gefahr eines Rückenschadens wird geringer. Sofern Sie Rückenbeschwerden haben, vermeiden Sie das Aufrichten mit Setzen der rechten Hand gegen den linken Fuß – und umgekehrt, die sogenannte seitliche Wurfdrehung.
Trainiert man die Rückenmuskulatur liegend auf dem Bauch (die Wiege), so sollte man nicht die Brust und die Beine gleichzeitig heben – diagonale Bewegungen sind besser.

[1]) Man kann sich ganz einfach selbst überzeugen. Machen Sie folgendes:
Stehen Sie mit durchgedrückten Knien und beugen Sie sich mit den Händen nach vorn gegen den Boden. Rucken Sie 4 bis 5mal nach vorn. Warten Sie einige Minuten und beugen Sie sich dann vornüber. Diesmal sind die Hände *weiter* weg vom Boden als das erste Mal.

Bewegungsübungen

Übungen (ausgenommen ruckartiges Ziehen), die den größtmöglichen Bewegungsumfang des Gelenks umfassen (und entsprechende Kraftübungen), sind sehr vorteilhaft für die Beweglichkeit. Solche dynamischen Bewegungen kann man in das Stretchingprogramm einbauen, das bekanntlich einen mehr statischen Charakter hat, damit der Trainingsabschnitt abwechslungsreicher und vielseitiger wird. Beispiele solcher Bewegungsübungen sind:

- Laufen mit hoch emporgezogenen Knien.
- Laufen und dabei mit den Fersen gegen das Gesäß stoßen.
- Beintreten und dabei mit der Hand unter den Oberschenkel klatschen.
- Kreisförmiges Schwingen (im mäßigen Tempo) des einen oder beider Arme gleichzeitig mit entsprechenden Kniebewegungen.
- Pendeln beider Arme vor und zurück bei gleichzeitigem Kniebeugen.
- Schulterrollen mit gebeugtem Ellenbogen; so große Kreise wie möglich.
- Schwimmzüge, »crawl« in leicht vorgebeugter Stellung.
- Leistenrotieren mit gebeugtem Knie auf einem Bein stehend.
- In Rückenlage die Beine von einer Seite zur anderen bis an den Boden führen.

Übungen für bestimmte Muskeln und Muskelgruppen

Muskelschema

Die bei den Muskelgruppen angegebenen Ziffern bezeichnen die Nummern der im folgenden dargestellten Übungen.

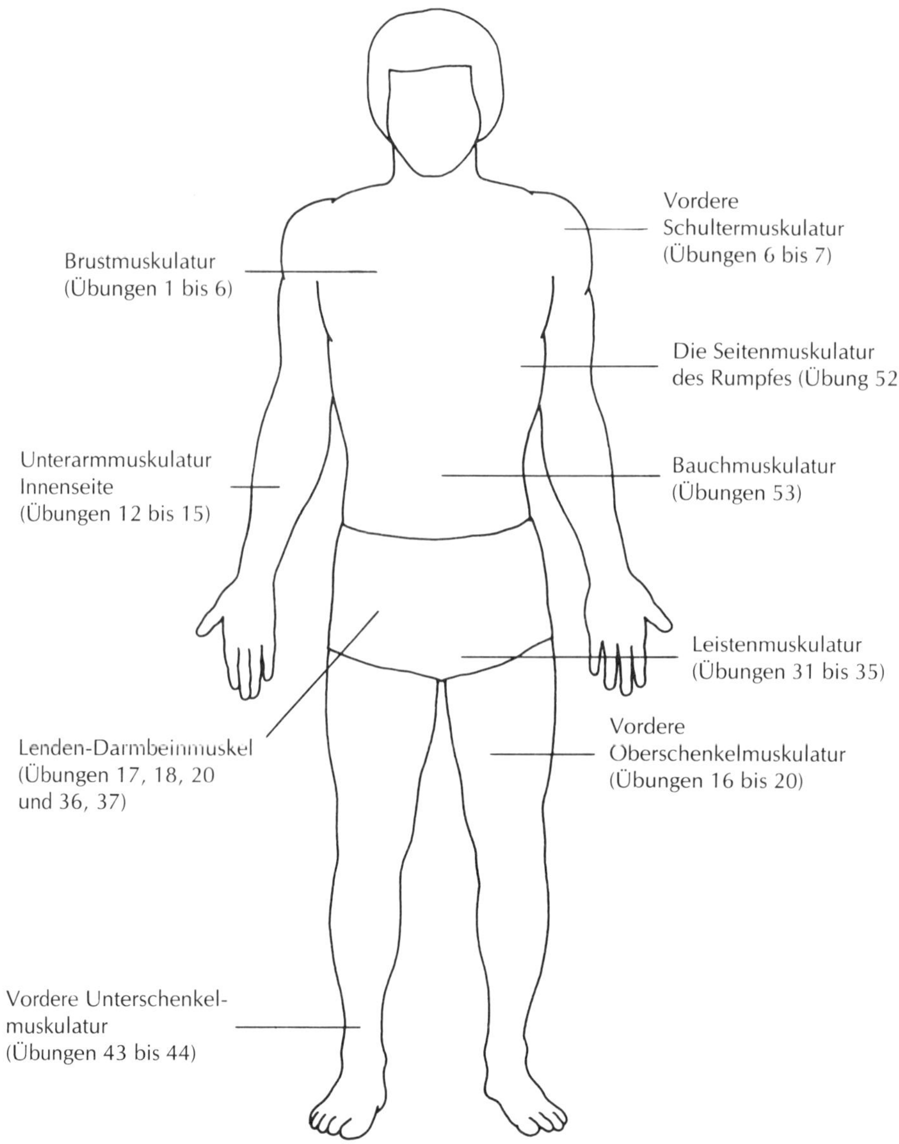

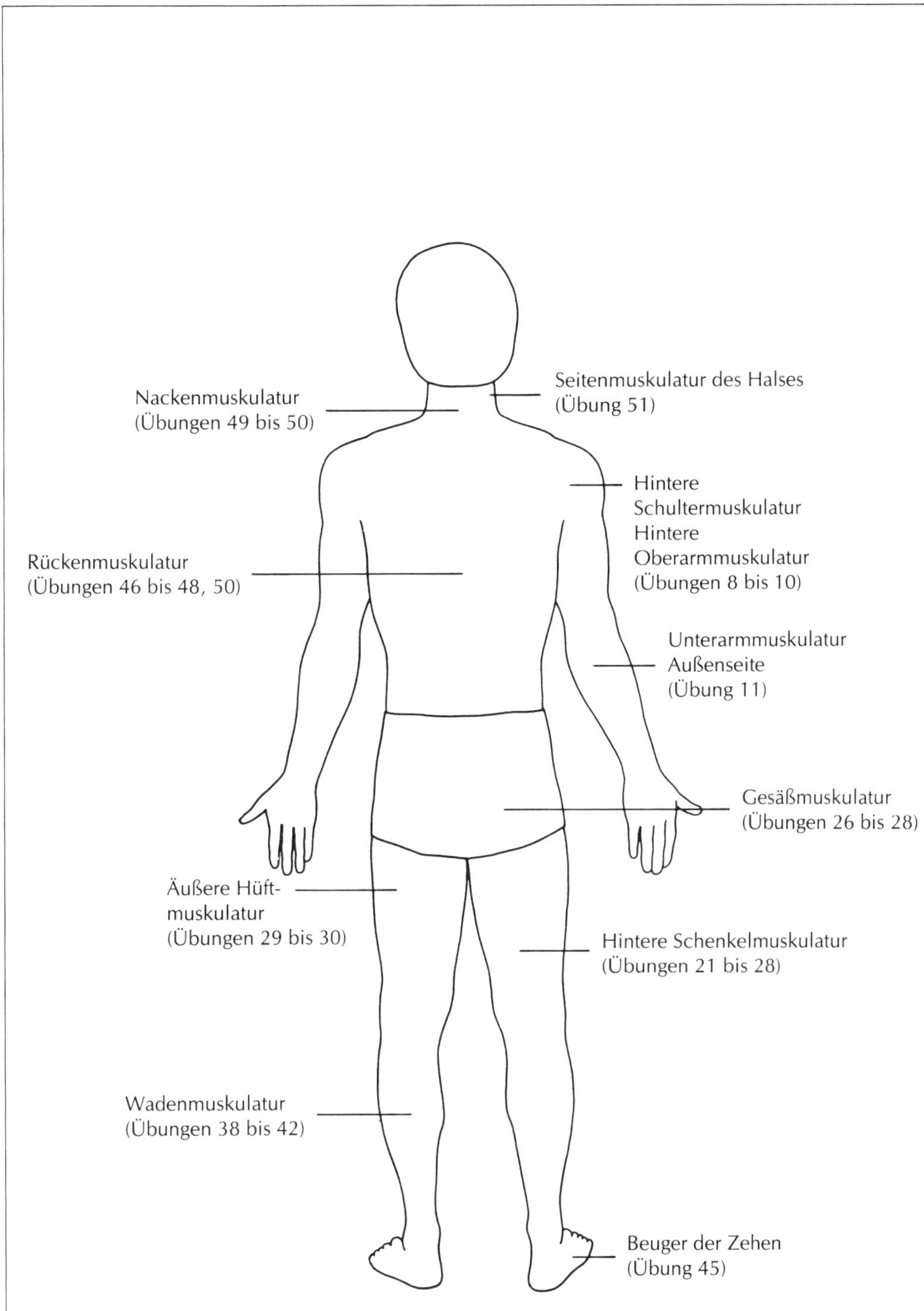
Seitenmuskulatur des Halses
(Übung 51)
Nackenmuskulatur
(Übungen 49 bis 50)
Hintere
Schultermuskulatur
Hintere
Oberarmmuskulatur
(Übungen 8 bis 10)
Rückenmuskulatur
(Übungen 46 bis 48, 50)
Unterarmmuskulatur
Außenseite
(Übung 11)
Gesäßmuskulatur
(Übungen 26 bis 28)
Äußere Hüft-
muskulatur
(Übungen 29 bis 30)
Hintere Schenkelmuskulatur
(Übungen 21 bis 28)
Wadenmuskulatur
(Übungen 38 bis 42)
Beuger der Zehen
(Übung 45)

1. Armvorwärtsführer

Musculus deltoideus/pars ventralis/, m. pectoralis major.
Funktion: Führt den seitwärts gehobenen Arm nach vorn.

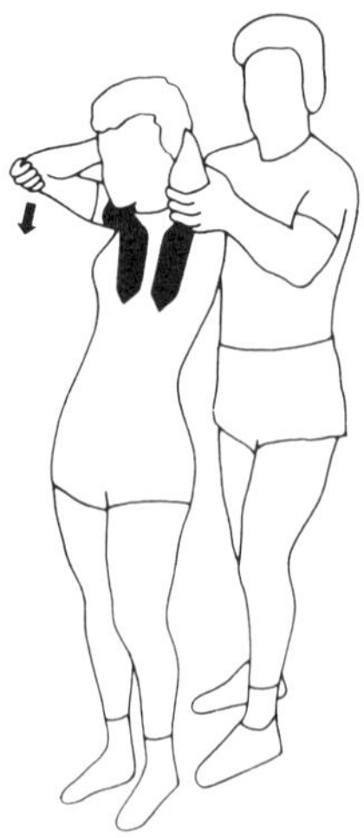

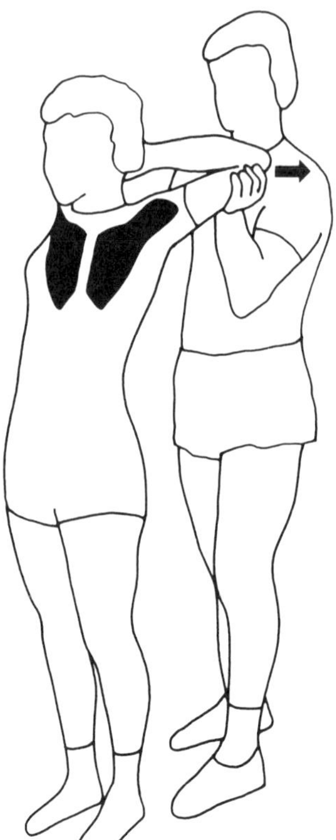

A. Muskelanspannung

Falten Sie die Hände hinter dem Nacken und halten Sie sie gegen den Kopf. Lassen Sie den Partner gegen die Ellenbogen drükken, und pressen Sie sie mit aller Kraft etwa 20 Sekunden nach vorn.

B. Stretch

Passive Dehnung nach hinten. Der Partner zieht die Ellenbogen nach hinten und hält sie etwa 20 Sekunden fest.

2. Die Brustmuskulatur

M. pectoralis major & minor, m. coracobrachialis.
Funktion: Führt den Arm im Schultergelenk nach vorn und nach innen, senkt die Schulter und führt sie nach vorn.

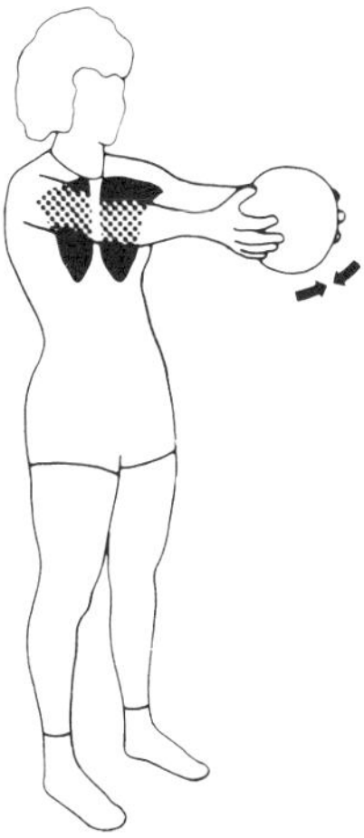

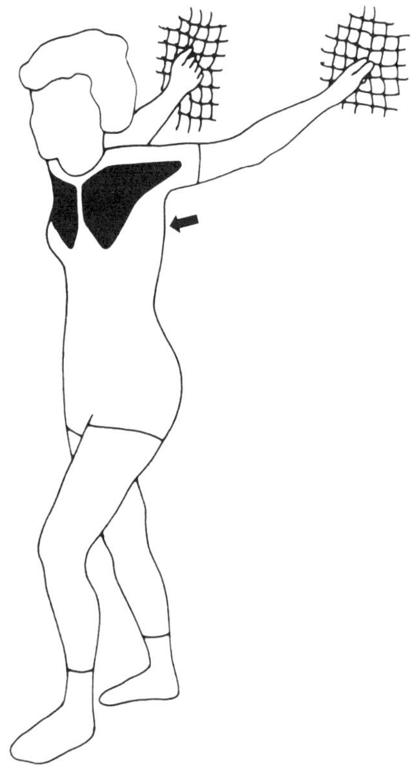

A. Muskelanspannung

Halten Sie die Arme nach vorn ausgestreckt vor den Körper und pressen Sie 20 Sekunden lang die Hände (mit oder ohne Ball dazwischen) fest gegeneinander.

B. Stretch

Führen Sie die Arme dehnend aufwärts nach hinten, am besten passiv, und verbleiben Sie so etwa 20 Sekunden, wobei Sie sich an einem Ballschutznetz festhalten. Die Dehnung kann auch mit Hilfe des Partners durchgeführt werden, der Sie beim Handgelenk festhält.
Achtung! Diese ganze Übung kann zu zweit ausgeführt werden. Stellen Sie sich mit dem Rücken gegeneinander, fassen Sie sich an den Händen und halten Sie die Arme seitlich gerade ausgestreckt. Versuchen Sie zuerst, die gestreckten Arme durch aktive Muskelanspannung auseinanderzupressen. Dehnen Sie dann die gestreckten Arme, indem Sie einen kleinen Schritt auseinander machen, die Hände des anderen festhaltend.

3. Die Brustmuskulatur

M. pectoralis major.
Funktion: Führt den Arm im Schultergelenk nach vorn und nach innen.

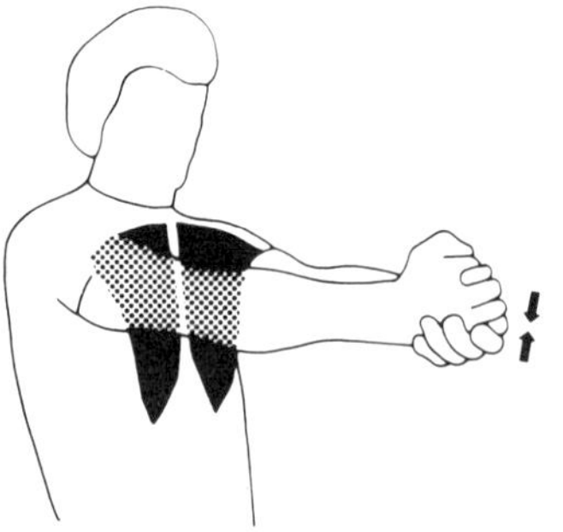

A. Muskelanspannung

Pressen Sie die Hände (mit oder ohne Ball dazwischen) 20 Sekunden lang so fest wie möglich zusammen, die Arme gerade vor dem Körper ausgestreckt.

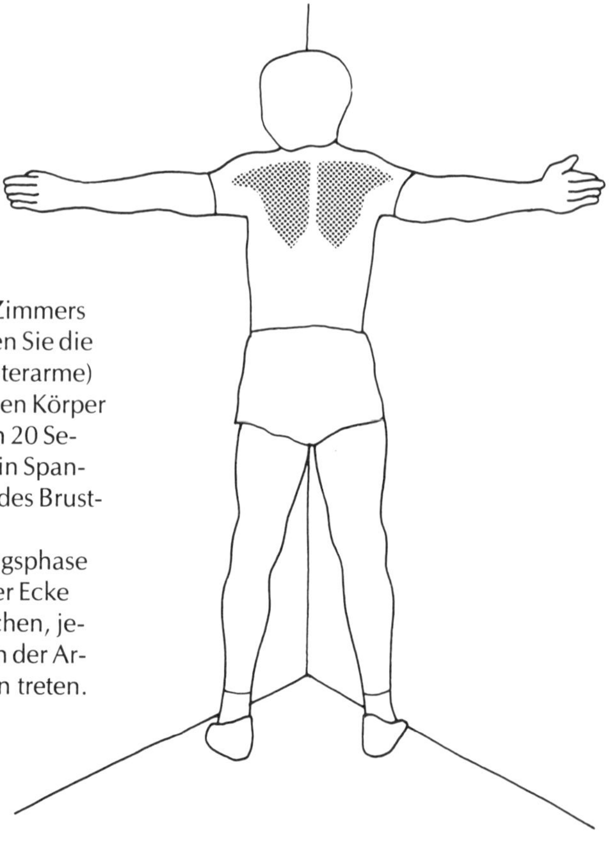

B. Stretch

Stellen Sie sich in eine Ecke des Zimmers mit dem Gesicht zur Ecke. Lehnen Sie die Hände (beziehungsweise die Unterarme) gegen die Wand und lassen Sie den Körper nach vorn fallen. Pressen Sie sich 20 Sekunden lang so nach vorn, daß ein Spannungsgefühl auf der Vorderseite des Brustkorbes auftritt.
Achtung! Die Muskelanspannungsphase kann mit derselben Position in der Ecke ausgeführt werden wie das Stretchen, jedoch sollte man beim Vorpressen der Arme nicht ganz so weit nach vorn treten.

4. Die Brustmuskulatur

M. pectoralis major, m. teres major.
Funktion: Führt die Arme nach vorn und aus erhobener Lage nach unten.

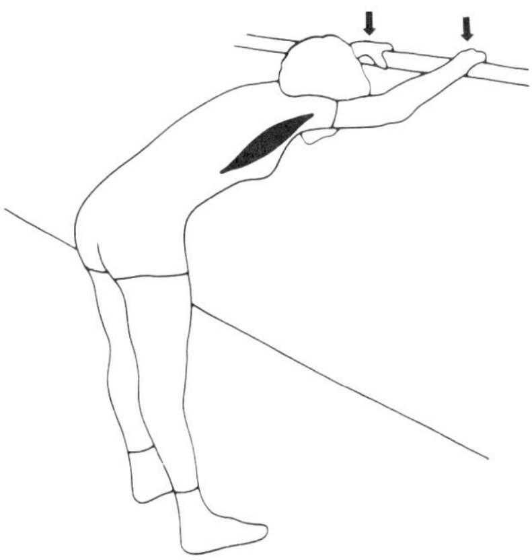

A. Muskelanspannung

Stehen Sie vorgebeugt, die Beine etwas gespreizt und die Hände weit auseinander an der Sprossenwand oder dergleichen. Hände und Arme kräftig nach unten pressen; versuchen Sie, die Sprossenwand 20 Sekunden lang nach unten zu pressen. Spüren Sie die Spannung in den Brustmuskeln!

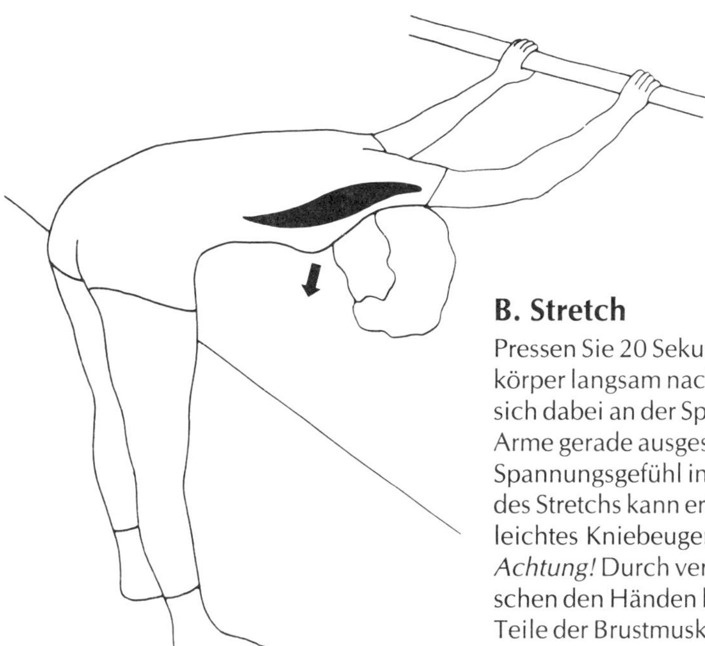

B. Stretch

Pressen Sie 20 Sekunden lang den Oberkörper langsam nach unten und halten Sie sich dabei an der Sprossenwand fest, die Arme gerade ausgestreckt. Spüren Sie das Spannungsgefühl in der Brust! Der Effekt des Stretchs kann erhöht werden durch leichtes Kniebeugen.
Achtung! Durch veränderte Abstände zwischen den Händen können verschiedene Teile der Brustmuskulatur trainiert werden. Hält man die Hände in verschiedener Höhe, ändert sich auch das Stretchgebiet.

5. Der große Brustmuskel

M. pectoralis major.
Funktion: Führt den Arm im Schultergelenk nach vorn.

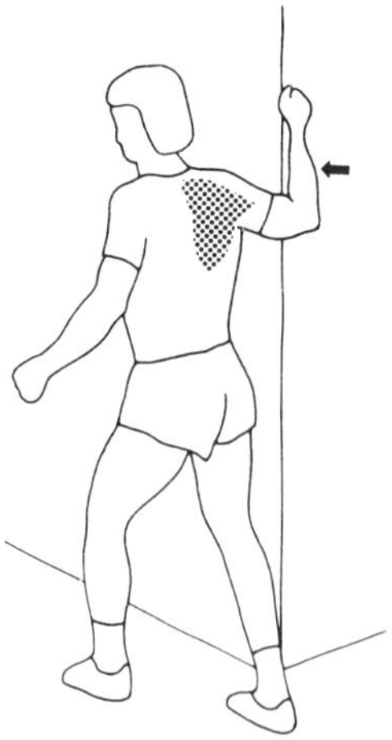

A. Muskelanspannung

Stellen Sie sich mit der Seite an den Türrahmen und pressen Sie die Hand oder den Unterarm 20 Sekunden lang so fest es geht dagegen.

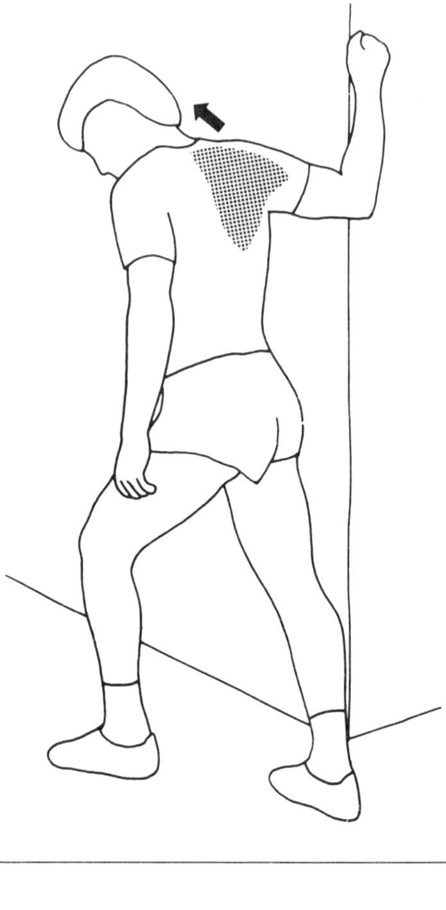

B. Stretch

Halten Sie den Unterarm still und die Füße in fester Position. Drehen Sie den Oberkörper nach vorn und außen, so daß die Brustpartie so weit wie nur möglich nach vorn gedrückt wird. Spüren Sie die Spannung in der Brust aufwärts zur Vorderseite der Schulter und verbleiben Sie so 20 Sekunden lang.
Alternative: Statt an der Tür kann man sich rückwärts stehend an einer Sprossenwand festhalten, als wolle man diese ausreißen (oder dasselbe mit einem Ballschutznetz).
Achtung! Durch vertikale Veränderung der Lage des Arms können verschiedene Komponenten der Brustmuskulatur trainiert werden.

6. Die vordere Schultermuskulatur

M. subscapularis, m. pectoralis major/ pars clavicularis/.
Funktion: Dreht den Arm im Schultergelenk nach innen.

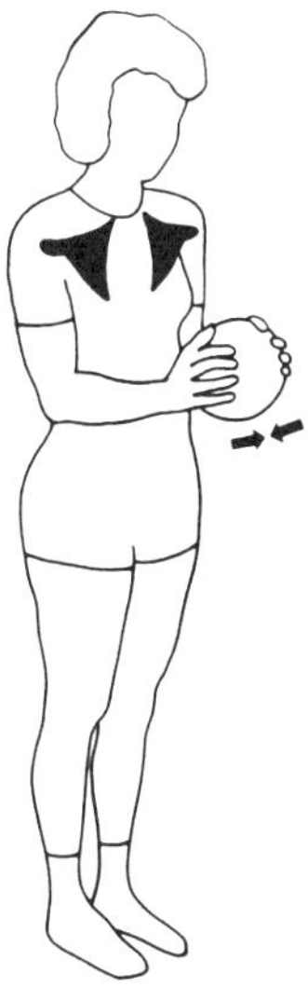

A. Muskelanspannung

Halten Sie die Ellenbogen gebeugt, ungefähr im rechten Winkel zu den Unterarmen, dicht an den Seiten. Pressen Sie die Hände (mit oder ohne Ball dazwischen) 20 Sekunden lang optimal gegeneinander.

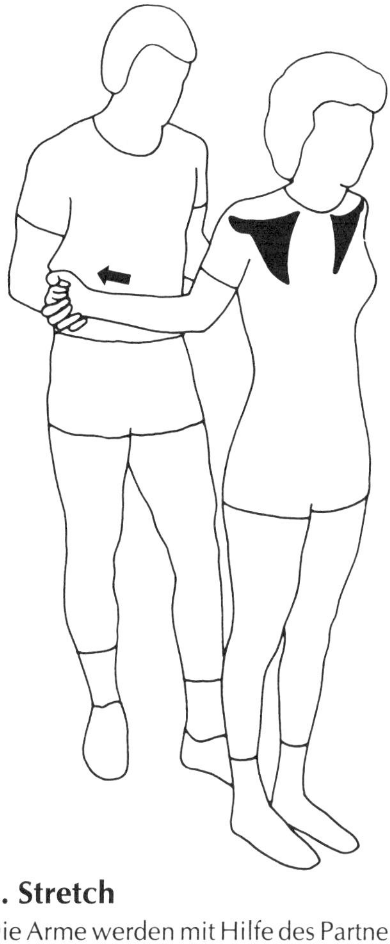

B. Stretch

Die Arme werden mit Hilfe des Partners passiv nach hinten geführt, so weit es geht. Die Oberarme bleiben an den Seiten. Der Stretch wird 20 Sekunden lang ausgeführt. *Achtung!* Diese Übung kann man auch allein in einer Ecke des Zimmers, einer Türöffnung oder dergleichen ausführen.

7. Der Arm-Vorwärts-Pendler

M. coracobrachialis, m. deltoideus / pars ventralis /, m. pectoralis major, m. biceps caput breve.

Funktion: Führt den Arm mit Pendelbewegung von hinten nach vorn.

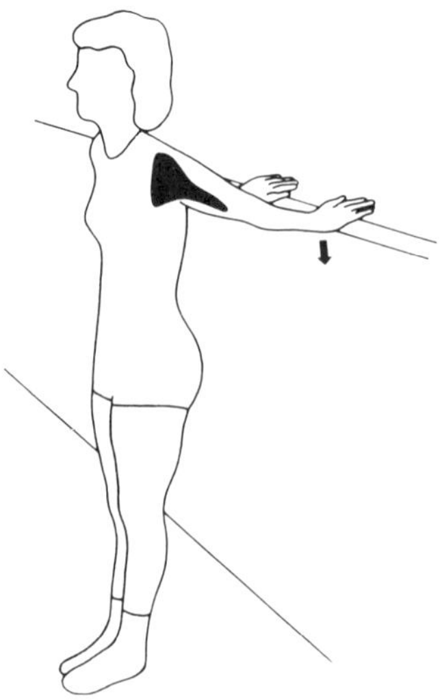

A. Muskelanspannung

Stellen Sie sich mit dem Rücken gegen eine Sprossenwand, eine Stuhllehne, einen Tisch, ein Regal oder dergleichen. Pressen Sie die nach hinten gestreckten Arme, die Handflächen nach oben gerichtet, etwa 15 Sekunden lang fest gegen den Widerstand nach unten.

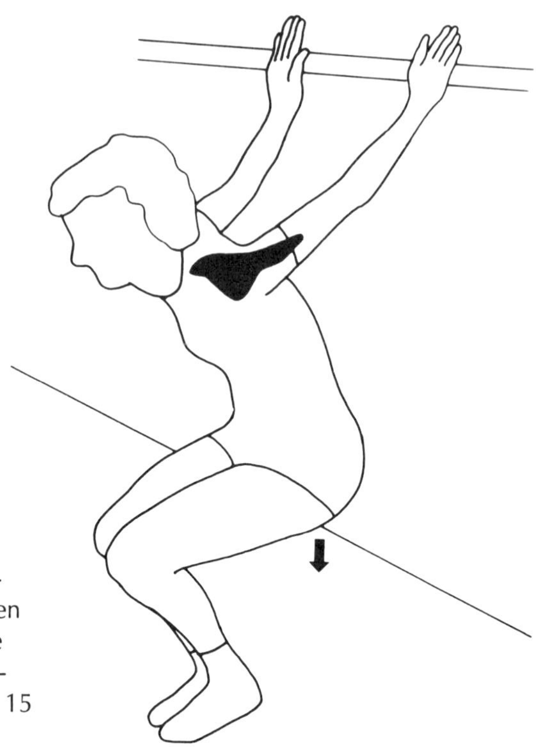

B. Stretch

Halten Sie die Hände in derselben Position, aber beugen Sie die Knie und sinken Sie hinunter, so weit es geht. Spüren Sie die Spannung in den Schultern, Oberarmen und in der Brust. Verbleiben Sie so 15 Sekunden lang.

8. Hintere Schultermuskulatur

M. deltoideus / pars dorsalis, (m. latissimus dorsi, m. trapezius).
Funktion: Führt den Arm nach hinten, wenn er im rechten Winkel zum Körper erhoben und der Ellenbogen auch rechtwinklig gebeugt ist.

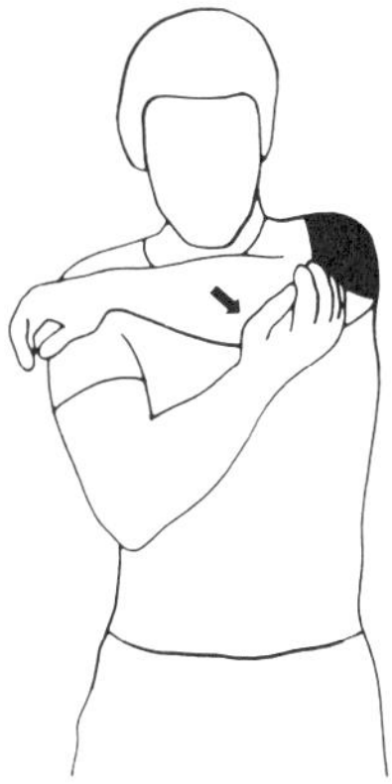

A. Muskelanspannung

Halten Sie den Ellenbogen quer über die Brust, zur anderen Schulter hin gekreuzt. Pressen Sie den Ellenbogen aus dieser Lage gegen den Widerstand der anderen Hand 10 bis 15 Sekunden lang kräftig nach vorn und nach außen.

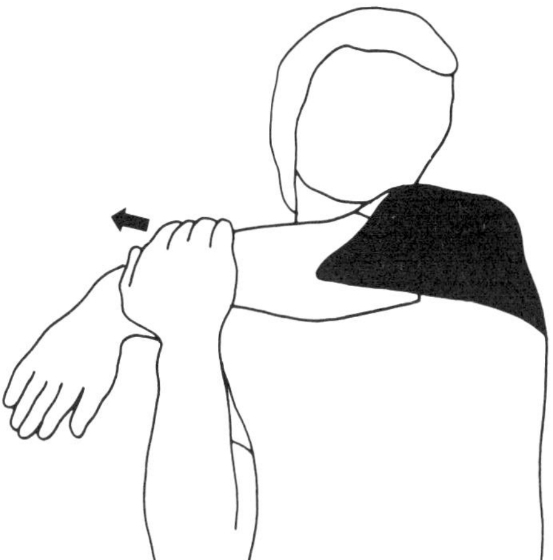

B. Stretch

Drücken Sie den Ellenbogen, so weit es geht, mit der helfenden Hand gegen die andere Schulter. Verbleiben Sie 10 bis 15 Sekunden im Stretch.

9. Hintere Oberarmmuskulatur und die obere Seitenmuskulatur des Rückens

M. triceps brachii caput longum, m. latissimus dorsi, m. deltoideus, m. teres major.
Funktion: Führt den Arm nach vorn und hinunter bei über die Schulter erhobenem Ellenbogen.

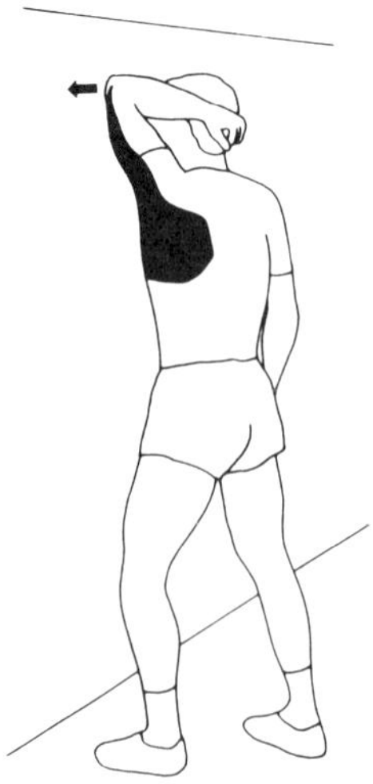

A. Muskelanspannung

Stellen Sie sich mit dem Gesicht gegen eine Wand und heben Sie den Ellenbogen mit dem Unterarm nach hinten. Pressen Sie etwa 15 Sekunden den Ellenbogen fest gegen die Wand.
Alternative: Auch die andere Hand kann, wie auf dem Bild vom Stretch, als Widerstand benutzt werden.

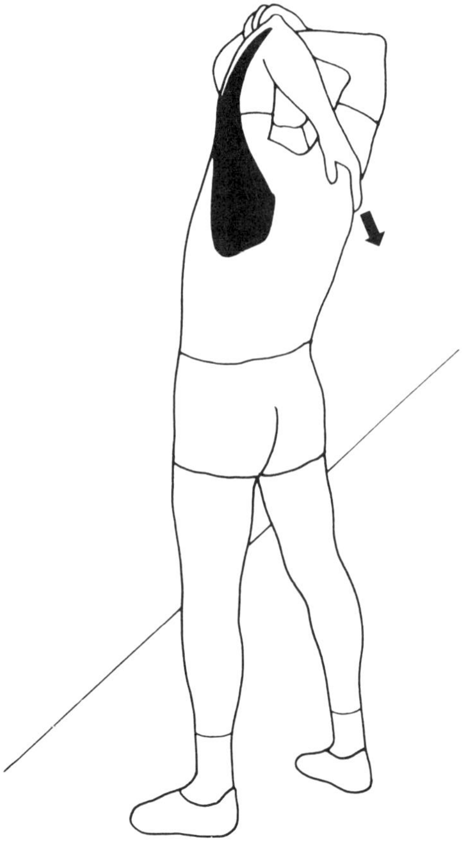

B. Stretch

Beugen Sie den Arm nach hinten gegen den Rücken mit Hilfe der anderen Hand, die den Ellenbogen nach hinten und unten preßt. Verbleiben Sie so 15 Sekunden lang und spüren Sie den Stretch auf der Hinterseite des Oberarms und dem oberen Teil der Brustkorbseite.

10. Hintere Oberarmmuskulatur und hintere Schultermuskulatur

M. latissimus dorsi, m. deltoideus, m. triceps brachii.
Funktion: Führt den Arm nach außen und hinunter aus erhobener Lage und streckt im Ellenbogen.

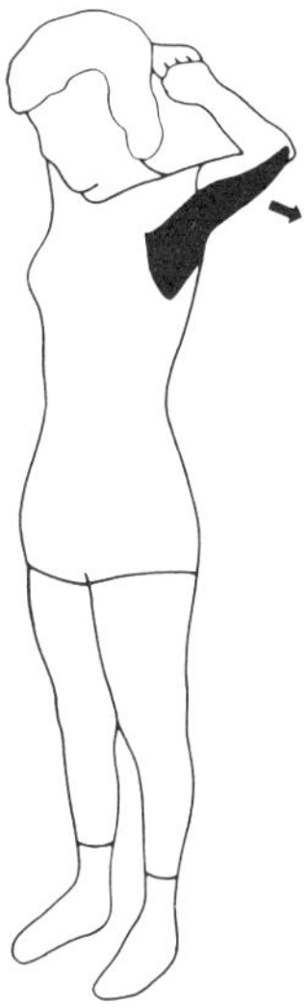

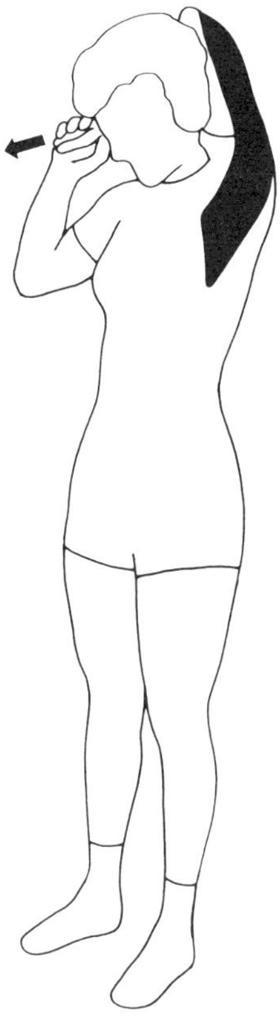

A. Muskelanspannung

Ziehen Sie mit der einen Hand den Ellenbogen des anderen Arms hinter den Nakken. Versuchen Sie den Arm gegen den Widerstand der anderen Hand seitlich herauszuziehen. Am besten macht man dies, indem man die helfende Hand gegen den Nacken stützt. Dauer: etwa 25 Sekunden.

B. Stretch

Die helfende Hand, die vorher in die entgegengesetzte Richtung hinter dem Nakken gespannt wurde, zieht nun den Arm so weit es geht zu sich herüber. Verbleiben Sie 25 Sekunden lang in der Extremlage.

11. Die Außenseite der Unterarmmuskulatur (die Strecker)

M. extensor digitorum, m. extensor digiti minimi, m. extensor carpi ulnaris, m. extensor carpi radialis longus & brevis, m. supinator.

Funktion: Beugt die Hand im Handgelenk nach oben (= streckt).

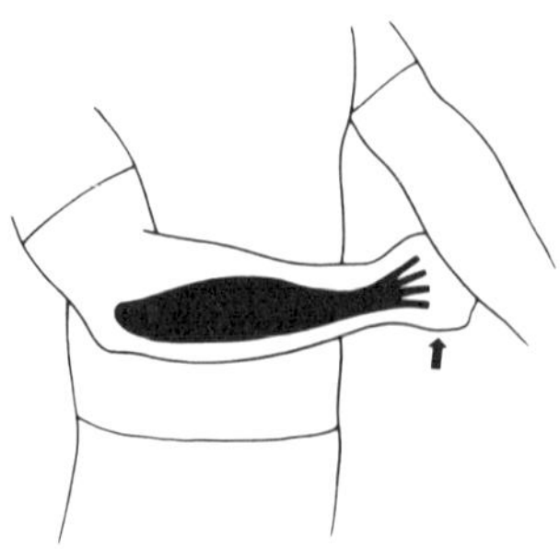

A. Muskelanspannung

Pressen Sie etwa 20 Sekunden lang die leicht geballte Faust gegen den Widerstand der anderen Hand oder eines festen Gegenstandes. Halten Sie dabei den Ellenbogen im rechten Winkel gebeugt.

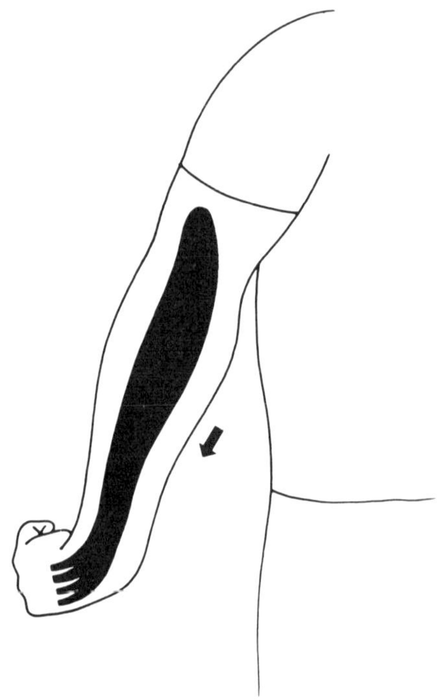

B. Stretch

Die orientalische Kellnergeste

Drei Stufen: Beugen Sie erst das Handgelenk fest nach unten. Dann strecken Sie den Ellenbogen. Drehen Sie schließlich den Unterarm so weit es geht nach innen. Die Finger sollen jetzt seitlich nach außen zeigen.

12. Die Innenseite der Unterarmmuskulatur (die Beuger)

Mm. flexor digitorum superficialis & profundus, M. flexor pollicis longus, Mm. flexor carpi ulnaris & radialis

Funktion: Beugt die Hand im Handgelenk und die Finger nach innen.

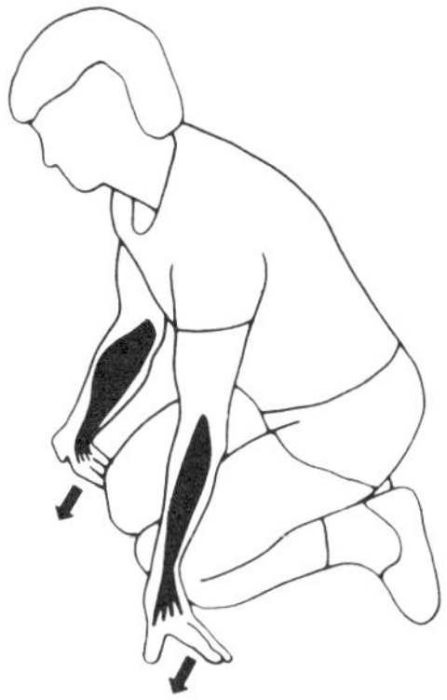

A. Muskelanspannung

Knien Sie nieder. Drehen Sie die Hände so, daß die Finger gerade nach hinten zeigen und der Daumen seitlich ausgestreckt ist. Pressen Sie die Finger etwa 20 Sekunden fest nach vorne und nach unten gegen die Unterlage und versuchen Sie dabei, den Körper mit der Fingerkraft nach hinten hochzuheben.

B. Stretch

Bleiben Sie auf den Knien und setzen Sie die Hände etwas vor die Knie mit den Fingern nach hinten und dem Daumen gespreizt. Führen Sie den Körper leicht nach hinten, bis ein Spannungsgefühl auf der Innenseite der nach vorn gerichteten Unterarme entsteht. Verbleiben Sie so 20 Sekunden lang.

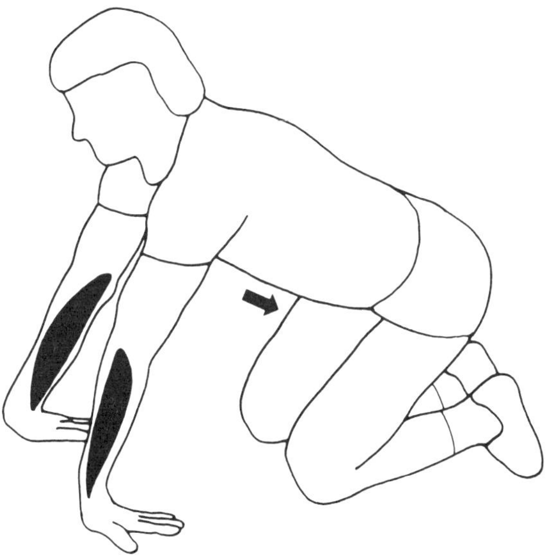

13. Die Innenseite der Unterarmmuskulatur (die Beuger)

Mm. flexor digitorum superficialis & profundus, m. flexor pollicis longus,
Mm. flexor carpi ulnaris & radialis
Funktion: Beugt das Handgelenk und die Finger nach innen

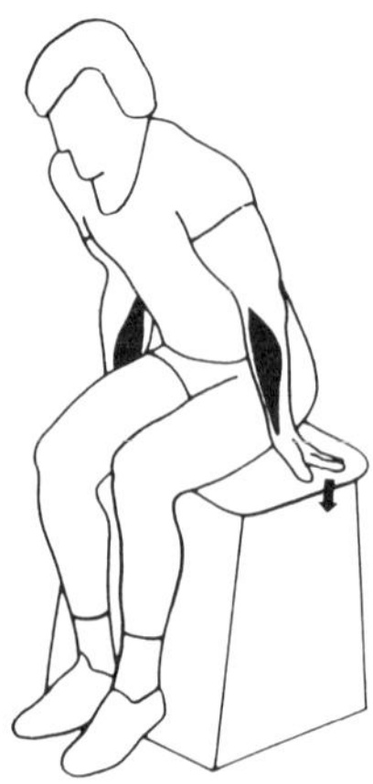

A. Muskelanspannung

Setzen Sie sich auf einen Stuhl oder Sprungkasten und legen Sie die Hände seitlich neben sich mit den Fingern nach hinten und den Daumen nach außen. Pressen Sie die Finger 20 Sekunden lang fest nach vorne und nach unten und versuchen Sie dabei, den Körper mit der Fingerkraft nach hinten hochzuheben.

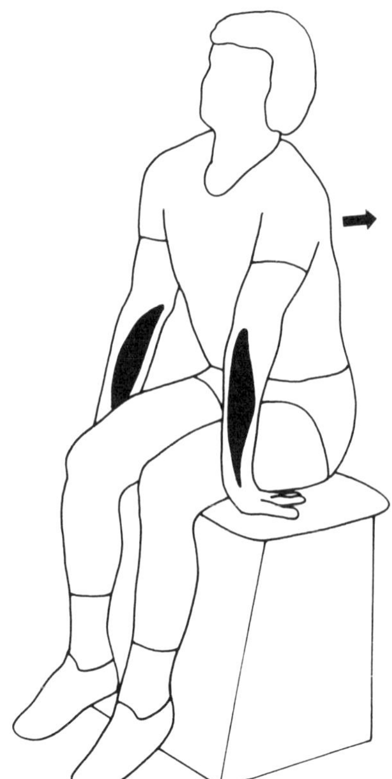

B. Stretch

Bleiben Sie in derselben Haltung. Drücken Sie die Handflächen ganz gegen den Sitz. Lehnen Sie den Oberkörper langsam nach hinten mit gestreckten Armen und spüren Sie die Spannung auf der Innenseite der Unterarme. Verbleiben Sie so 20 Sekunden lang.

14. Die Innenseite der Unterarmmuskulatur (die Beuger)

Mm. flexor digit. superfic. & profund., M. flexor pollicis longus, Mm. flexor carpi radialis & ulnaris, m. palmaris longus.

Funktion: Beugt die Finger und das Handgelenk nach innen

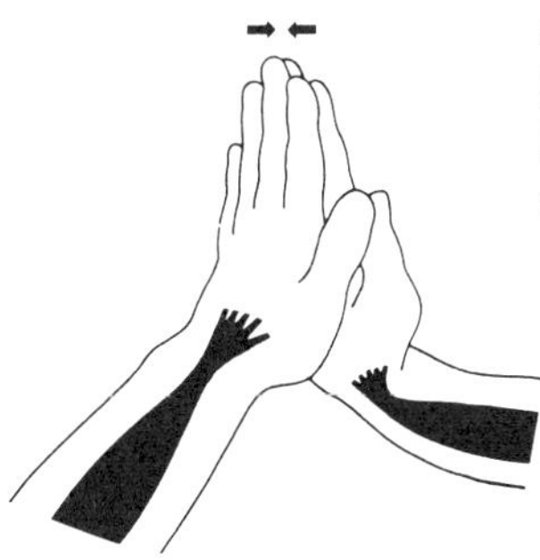

A. Muskelanspannung

Pressen Sie die Finger etwa 20 Sekunden kräftig gegeneinander. Die Handflächen sollen dabei etwas auseinander bleiben.

B. Stretch

Drücken Sie die Handflächen gegeneinander und heben Sie die Ellenbogen nach außen hoch mit den Armen vor der Brust. Spüren Sie den Stretch auf der Innenseite des Unterarms und verbleiben Sie so 20 Sekunden lang.

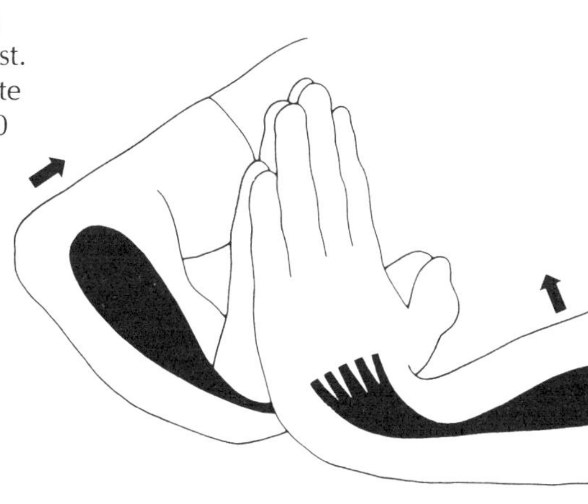

15. Die Innenseite der Unterarmmuskulatur (die Beuger)

Mm. flexor digit. superfic. & profund., M. flexor pollicis longus, Mm. flexor carpi radialis & ulnaris, m. palmaris longus
Funktion: Beugt die Finger und das Handgelenk

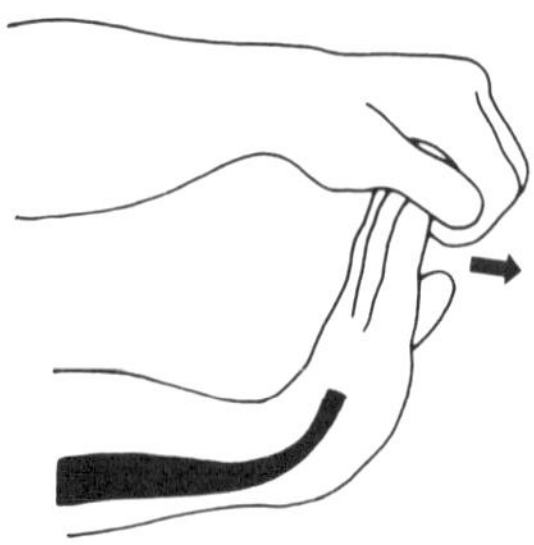

A. Muskelanspannung

Beugen Sie das eine Handgelenk 15 Sekunden lang nach hinten und pressen Sie die Finger fest nach vorn gegen den Widerstand der anderen Hand.

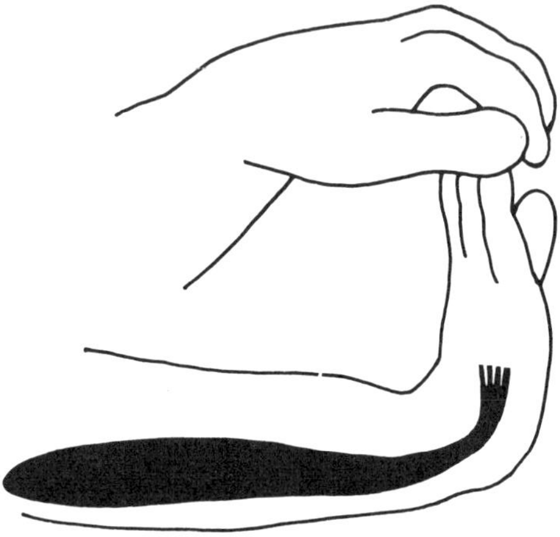

B. Stretch

Beugen Sie das Handgelenk nach hinten mit der helfenden Hand, die die Finger nach hinten hochzieht. Verbleiben Sie 15 Sekunden lang in der Extremlage. Dann machen Sie die ganze Übung mit der anderen Hand.

16. Vordere Oberschenkelmuskulatur

M. quadriceps femoris
Funktion: Beugt, führt nach außen, dreht nach innen im Hüftgelenk und streckt das Kniegelenk.

A. Muskelanspannung

Stellen Sie sich hin und halten Sie sich fest. Pressen Sie das eine Bein mit gestrecktem Knie 20 bis 30 Sekunden lang fest nach vorn oben gegen einen festen Widerstand.

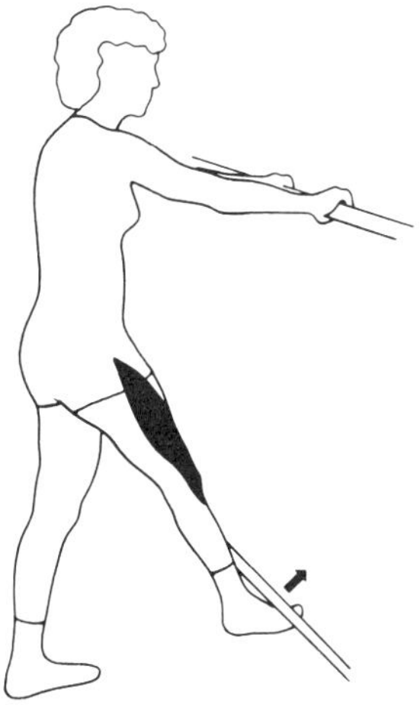

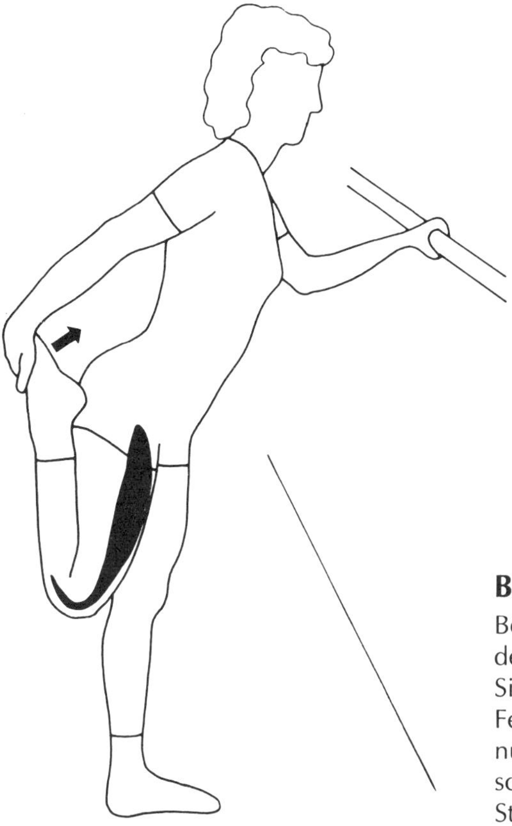

B. Stretch

Beugen Sie das Kniegelenk und halten Sie den Rist mit der einen Hand fest. Führen Sie den Fuß nach hinten hoch, so daß die Ferse das Gesäß berührt und ein Spannungsgefühl auf der Vorderseite des Oberschenkels auftritt. Verbleiben Sie im Stretch 20 bis 30 Sekunden.

17. Vordere Oberschenkelmuskulatur und Lenden-Darmbeinmuskulatur

M. quadriceps femoris, m. iliopsoas
Funktion: Beugt im Hüftgelenk und streckt (quadriceps) im Kniegelenk

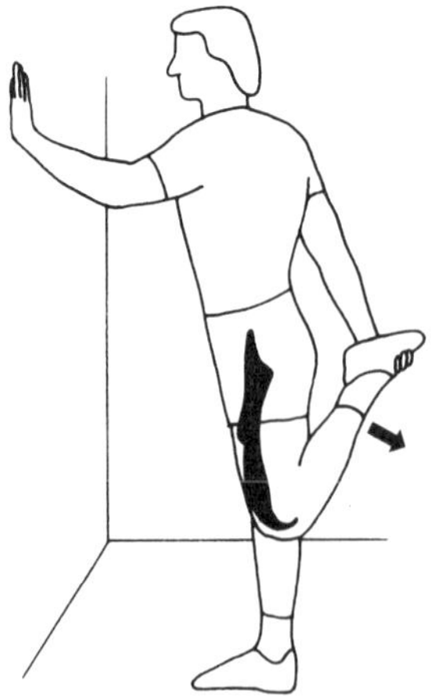

A. Muskelanspannung

Stehen Sie auf einem Bein und halten Sie sich am besten fest. Beugen Sie das andere Bein nach hinten, indem Sie den Rist mit der gleichseitigen Hand festhalten. Pressen Sie das Unterbein gegen den Widerstand der Hand 20 bis 30 Sekunden lang fest nach unten.

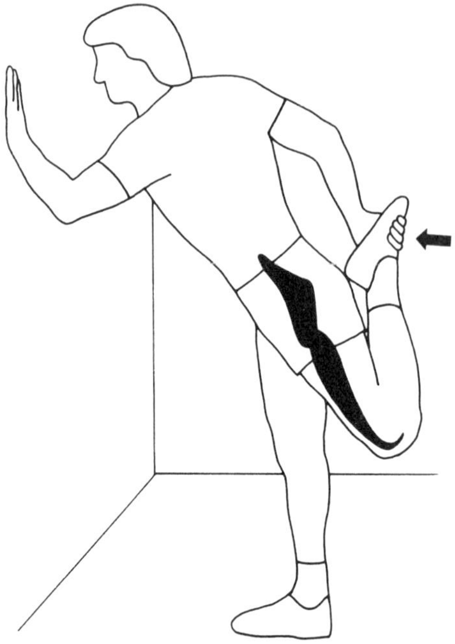

B. Stretch

(wie in Übung 16)
Achtung! Der Stretch kann vorteilhaft auch mit Hilfe der entgegengesetzten Hand ausgeführt werden, die dann hinter dem Rükken her weit vorne am Fuß anfaßt und die Ferse gegen das Gesäß hochzieht. Der Stretch wird 20 bis 30 Sekunden beibehalten. Verwendet man die dem Bein entgegengesetzte Hand beim Stretch, dann wird das Knie in einem natürlicheren Winkel gebeugt.

18. Vordere Oberschenkelmuskulatur und Lenden-Darmbeinmuskulatur

M. quadriceps femoris, M. iliacus & m. psoas major = m. iliopsoas
Funktion: Beugt im Hüftgelenk und streckt (quadriceps) im Kniegelenk.

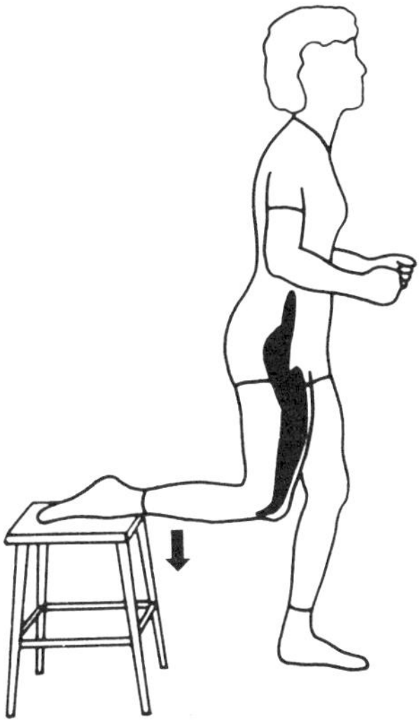

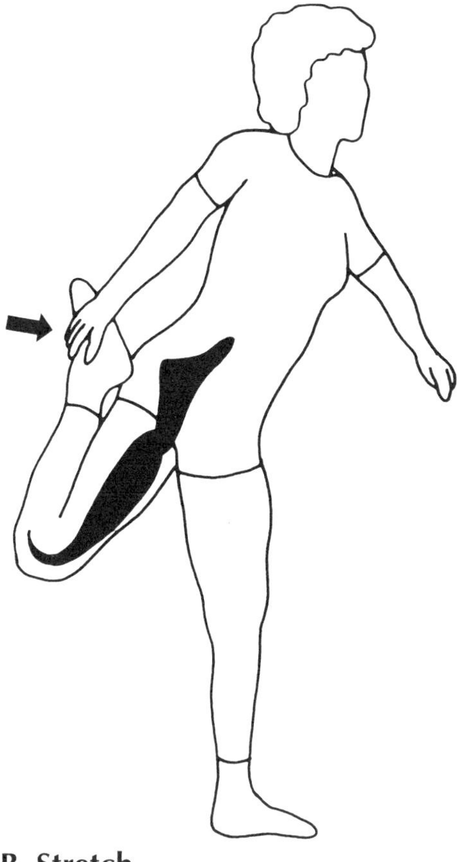

A. Muskelanspannung

Stehen Sie auf einem Bein und setzen Sie den Fuß des anderen Beins mit gebeugtem Knie nach hinten auf einen Stuhl. Pressen Sie den Fuß fest nach unten. Versuchen Sie den Stuhl 20 bis 30 Sekunden lang in den Boden zu drücken. Halten Sie das abstützende Bein im Kniegelenk etwas gebeugt.

B. Stretch

Beugen Sie den Unterschenkel im Kniegelenk nach hinten und fassen Sie mit der einen Hand um den Rist. Führen Sie den Fuß kräftig nach hinten hoch, bis die Ferse das Gesäß berührt und ein Spannungsgefühl auf der Vorderseite des Oberschenkels auftritt. Verbleiben Sie im Stretch 20 bis 30 Sekunden.

19. Vordere Oberschenkelmuskulatur

M. quadriceps femoris
Funktion: Beugt im Hüftgelenk und streckt im Kniegelenk.

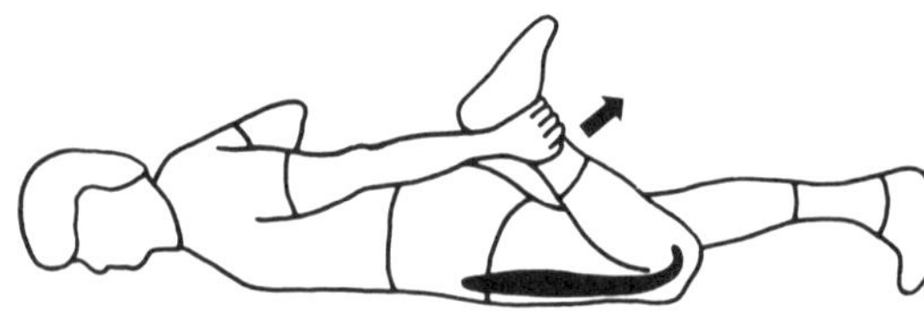

A. Muskelanspannung

Liegen Sie auf dem Bauch und fassen Sie um den Rist mit der Hand derselben Seite. Pressen Sie 20 bis 30 Sekunden lang das gebeugte Bein fest gegen den Widerstand der Hand.

B. Stretch

Ziehen Sie das Unterbein mit der helfenden Hand nach hinten hoch, bis die Ferse das Gesäß berührt. Spüren Sie die Spannung auf der Vorderseite des Oberschenkels und verbleiben Sie so 20 bis 30 Sekunden lang.

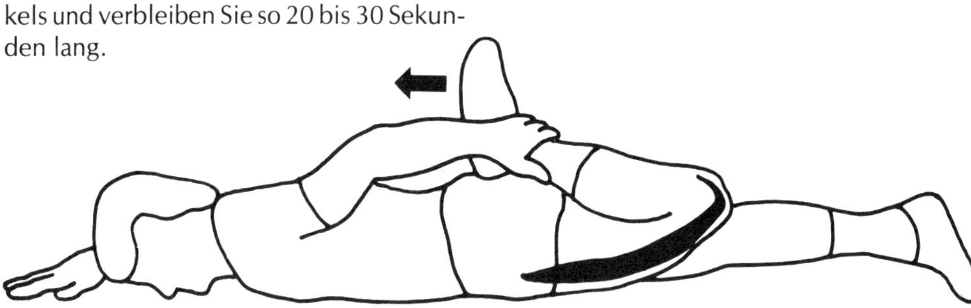

20. Vordere Oberschenkelmuskulatur und Lenden-Darmbeinmuskulatur

M. quadriceps femoris, m. iliopsoas
Funktion: Beugt im Hüftgelenk und streckt (quadriceps) im Kniegelenk.
Achtung! Diese ganze Übung wird mit der Vorderseite des Unterbeins in Stretchstellung ausgeführt und kann daher mit den Übungen der Heber des Fußgelenks kombiniert werden (Übungen 43 und 44).

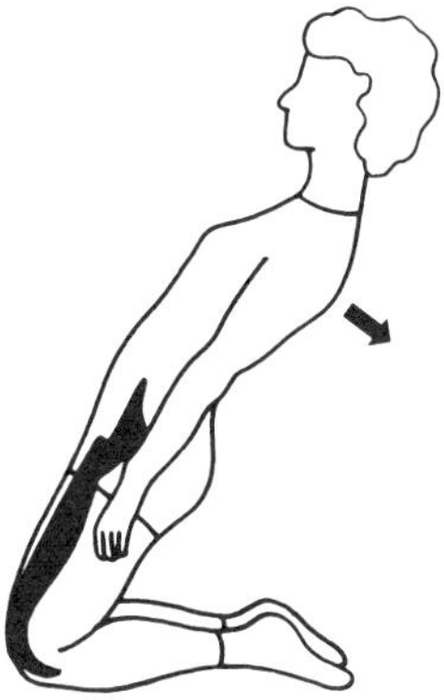

A. Muskelanspannung

Knien Sie nieder und strecken Sie die Riste nach hinten (Zehen zeigen nach hinten). Lassen Sie den geraden Oberkörper nach hinten sinken und verbleiben Sie 20 bis 30 Sekunden so, bis die Spannung auf der Vorderseite des Oberschenkels spürbar wird.

B. Stretch

Lassen Sie den Oberkörper noch etwas weiter nach hinten sinken und stützen Sie sich hinter dem Körper mit den Händen gegen den Boden ab. Heben Sie die Hüfte noch so weit es geht, spüren Sie die Spannung auf der Vorderseite des Oberschenkels und verbleiben Sie so 20 bis 30 Sekunden lang.

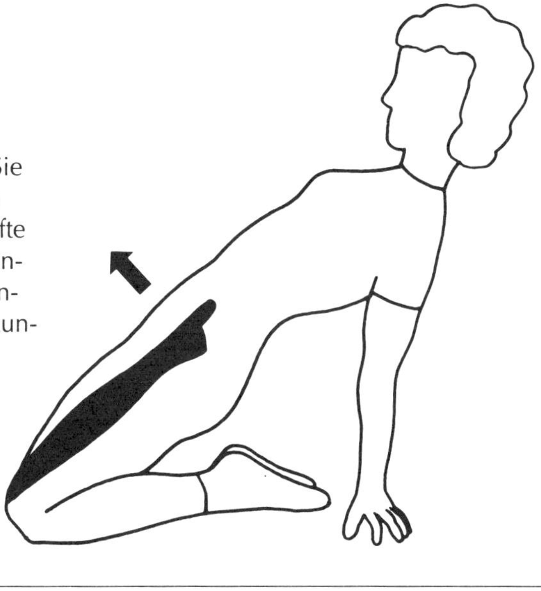

21. Hintere Oberschenkelmuskulatur

M. biceps femoris, m. semitendinosus, m. semimembranosus (m. gracilis, m. sartorius).

Funktion: Streckt im Hüftgelenk, führt nach innen und beugt im Kniegelenk.

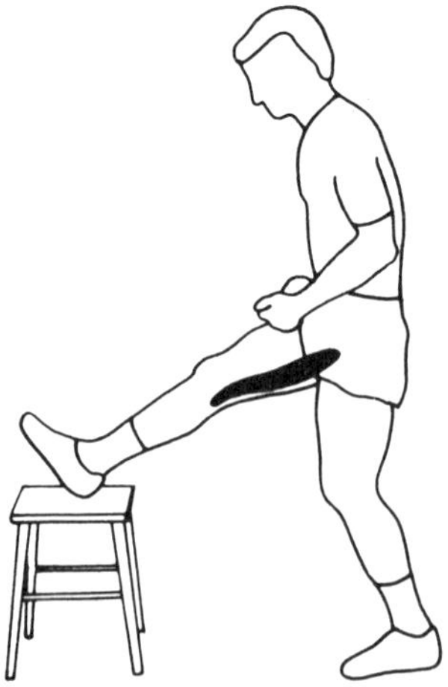

A. Muskelanspannung

Stellen Sie das Bein mit gestrecktem Knie auf einen Hocker. Halten Sie den Körper so gerade wie möglich, beugen Sie jedoch das abstützende Bein leicht. Pressen Sie die Ferse 20 bis 30 Sekunden lang gegen den Hocker und versuchen Sie, den Hokker in den Boden zu drücken. Spüren Sie die Spannung auf der Hinterseite des Schenkels.

B. Stretch

Beugen Sie sich in der Hüfte nach vorn und halten Sie den Rücken gerade. Dies ist einfacher, wenn man geradeaus blickt und die Hände auf dem Rücken hält. Der Stretch, der wirkungsvoller wird, wenn man das abstützende Bein noch mehr beugt, wird 20 bis 30 Sekunden durchgehalten.

Achtung! Die Übungen können durch Verwenden anderer Stützen wie Sprungkasten, Stuhl oder Tisch in verschiedener Stützhöhe durchgeführt werden.

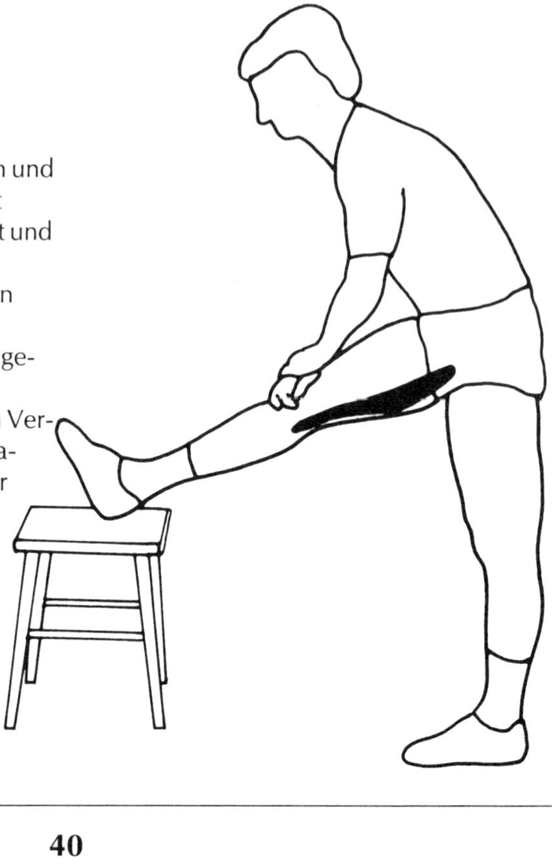

22. Hintere Oberschenkelmuskulatur

M. biceps femoris, m. semitendinosus, m. semimembranosus
Funktion: Streckt im Hüftgelenk und führt nach innen und beugt im Kniegelenk.

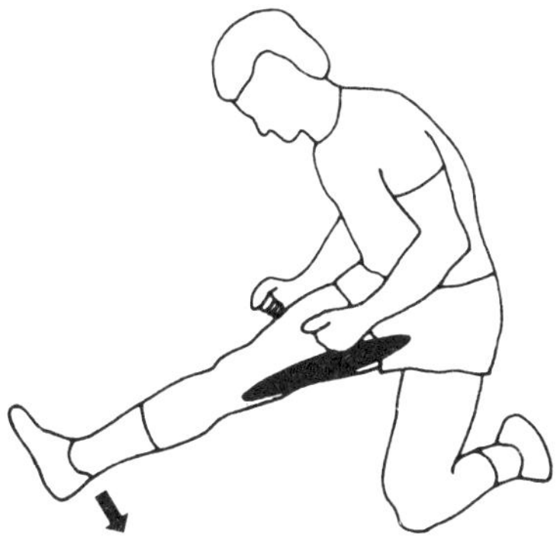

A. Muskelanspannung

Knien Sie auf ein Knie nieder und strecken Sie das andere Bein schräg nach vorn, die Ferse gegen den Boden (Hocksitzen). Pressen Sie das gestreckte Bein 20 bis 30 Sekunden lang fest gegen den Boden und stützen Sie sich gegebenenfalls mit der anderen Hand ab. Spüren Sie, wie die Hinterseite des Oberschenkels angespannt wird.

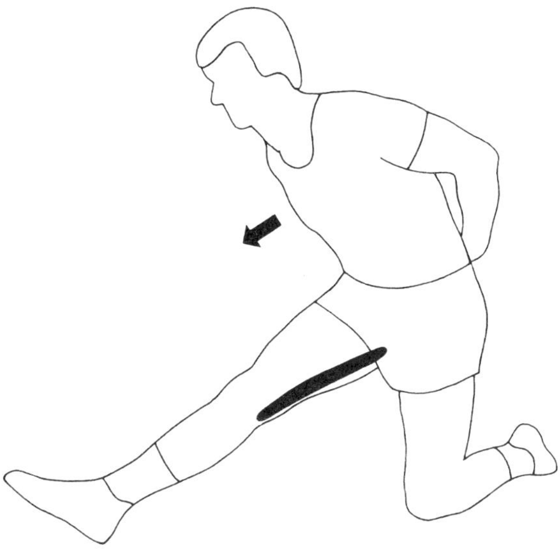

B. Stretch

Lassen Sie den Oberkörper über das gestreckte Bein nach vorn sinken und halten Sie den Rücken so gerade wie möglich. Die Hände können ruhig auf dem Rücken liegen. Spüren Sie den Stretch auf der Hinterseite des Schenkels. Verbleiben Sie so 20 bis 30 Sekunden lang.

23. Hintere Oberschenkelmuskulatur

M. biceps femoris, m. semitendinosus, m. semimembranosus, m. gluteus maximus.
Funktion: Streckt im Hüftgelenk und führt nach innen und beugt im Kniegelenk.

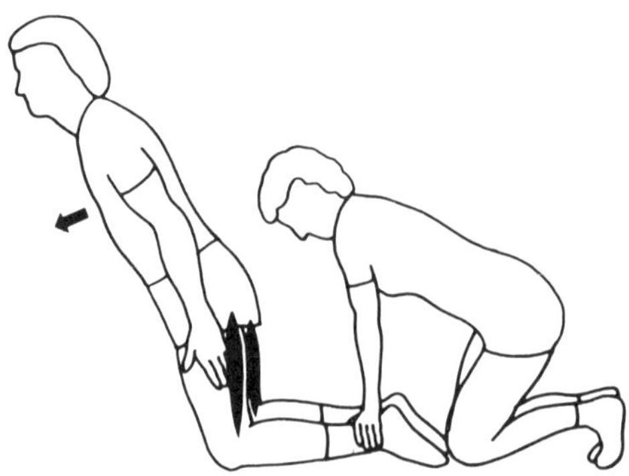

A. Muskelanspannung

Kniend lassen Sie den Oberkörper nach vorn sinken und halten die Position 20 bis 30 Sekunden lang, bis eine optimale Anspannung der Muskeln auf der Hinterseite des Schenkels auftritt. Das Gleichgewicht behalten Sie, wenn Ihr Trainingspartner die Fußgelenke gegen den Boden hält oder ein schweres Möbelstück Ihre Füße fixiert.

B. Stretch

Setzen Sie sich mit nach vorn gestreckten Beinen und nur wenig gebeugten Knien auf den Boden. Strecken Sie die Arme nach vorn und umfassen Sie die Unterschenkel so tief wie möglich. Halten Sie den Rücken möglichst gerade! Spüren Sie die Spannung auf der Hinterseite des Schenkels und verbleiben Sie so 20 bis 30 Sekunden lang.

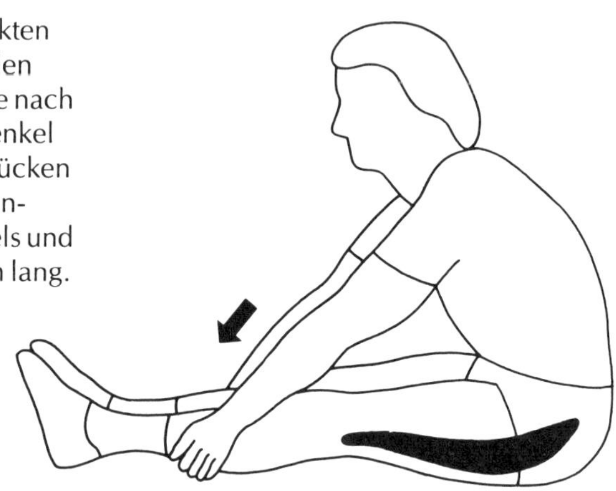

24. Hintere Oberschenkelmuskulatur

M. biceps femoris, m. semitendinosus, m. semimembranosus, m. gluteus maximus.
Funktion: Streckt im Hüftgelenk und beugt im Kniegelenk.

A. Muskelanspannung

Setzen Sie sich auf den Boden mit nach vorn gestreckten Beinen und stützen Sie sich mit den Händen nach hinten ab. Legen Sie das eine Bein auf die Schulter eines knienden Partners und pressen Sie es 20 bis 30 Sekunden lang kräftig nach unten.

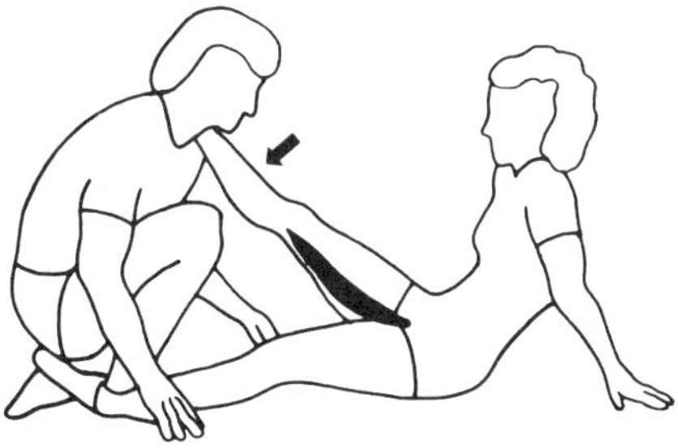

B. Stretch

Lassen Sie den Trainingspartner eine passive Dehnung bewirken, indem er sich etwas erhebt und somit das Bein nach oben führt. Gleichzeitig drückt er auf das Knie, damit das Bein gerade bleibt. Spüren Sie den Stretch auf der Hinterseite des Schenkels und verbleiben Sie so 20 bis 30 Sekunden lang.

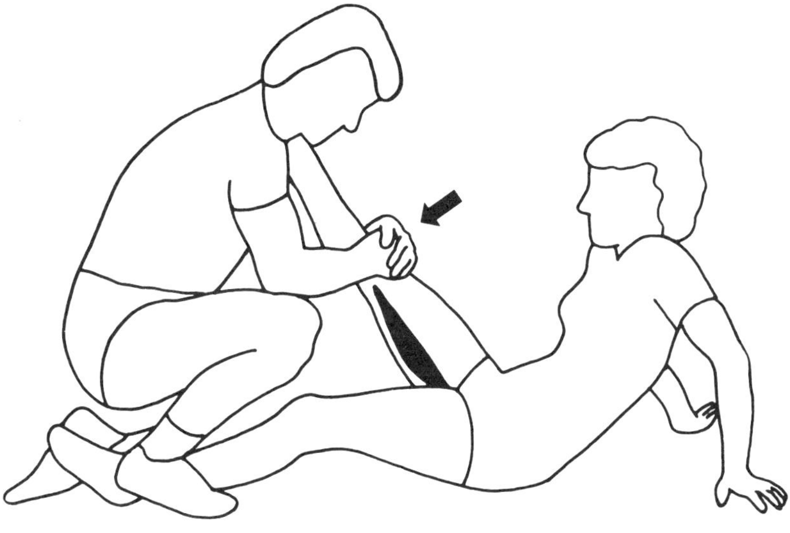

25. Hintere Oberschenkelmuskulatur – Entgegenwirkende Methoden –

M. biceps femoris, m. semitendinosus, m. semimembranosus
Funktion: Streckt, führt nach innen im Hüftgelenk und beugt im Kniegelenk.

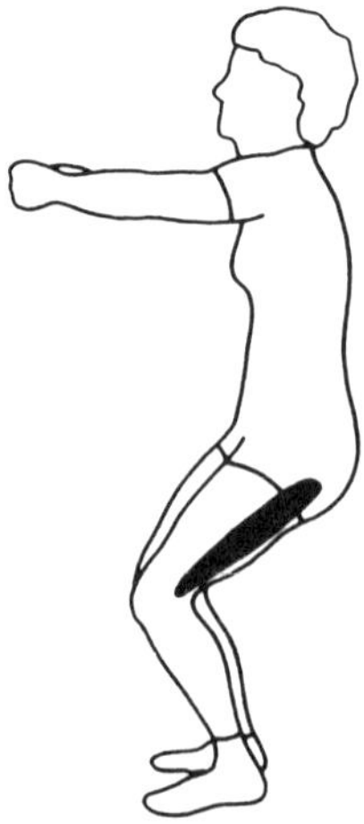

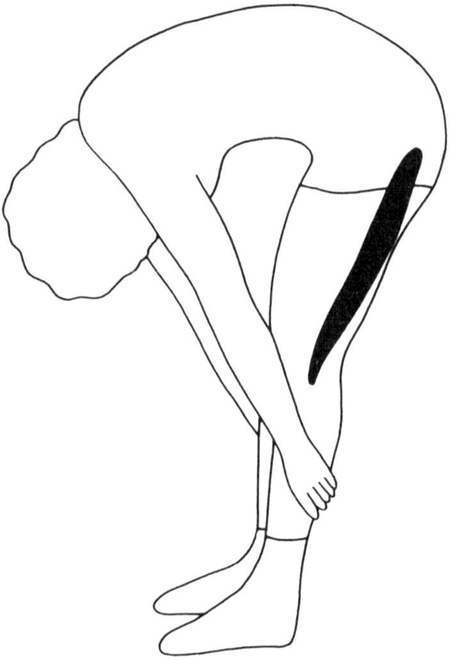

A. Muskelanspannung

Spannen Sie die Kniestreckmuskulatur auf der Vorderseite des Schenkels 20 bis 30 Sekunden lang dadurch an, daß Sie ohne Stütze und mit gebeugten Knien in der Slalomstellung stehen.

B. Stretch

Dehnen Sie die Muskeln auf der Hinterseite des Schenkels passiv, indem Sie 20 bis 30 Sekunden lang aus der aufrechten Stellung heraus Oberkörper und Arme nach vorn hinuntersinken lassen. Umfassen Sie die Unterbeine so tief unten wie möglich. Hierdurch ist es einfacher, den Rücken gerade zu halten.
Alternative: Die Stretchübung kann man auch sitzend wie bei der Übung 23 durchführen.

26. Hintere Oberschenkelmuskulatur und untere Rückenmuskulatur, Gesäßmuskulatur

M. biceps femoris, m. semitendinosus, m. semimembranosus, M. gluteus maximus, m. adductor magnus.

Funktion: Streckt im Hüftgelenk.

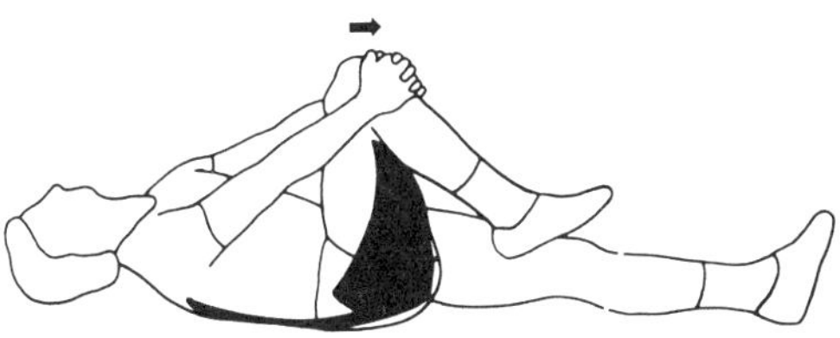

A. Muskelanspannung

Legen Sie sich auf den Rücken, den Lendenrücken gerade und den Kopf auf dem Boden. Beugen Sie das eine Bein und fassen Sie mit gefalteten Händen um das Knie. Pressen Sie das Knie 20 bis 30 Sekunden lang kräftig nach unten gegen die als Widerstand gefalteten Hände.

B. Stretch

Ziehen Sie das gebeugte Bein mit Hilfe der gefalteten Hände so weit zum Kopf hin wie möglich. Halten Sie den Lendenrücken gerade und den Kopf am Boden. Verbleiben Sie so 20 bis 30 Sekunden lang.
Variation: Man kann diese Übung mäßigen, indem man gleichzeitig das gebeugte Bein gegen die entgegengesetzte Brusthälfte dreht.

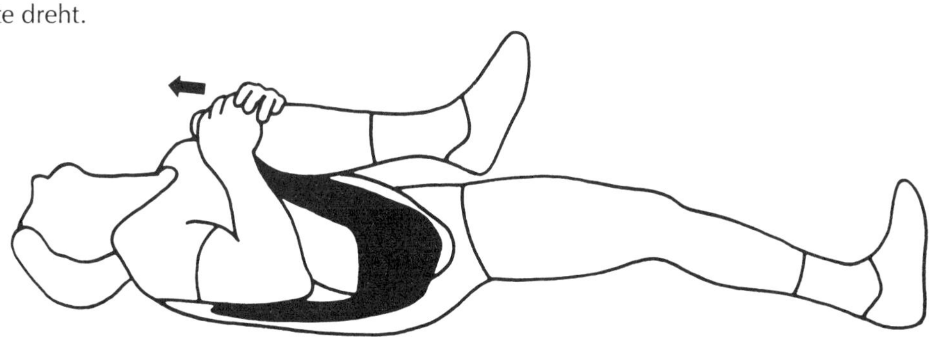

27. Hintere, äußere und obere Schenkelmuskulatur und Gesäßmuskulatur

M. biceps femoris caput longum, m. semitendinosus, m. semimembranosus, m. gluteus maximus, medius & minimus, m. tensor fasciae latae.
Funktion: Streckt, dreht nach innen und führt nach außen im Hüftgelenk.

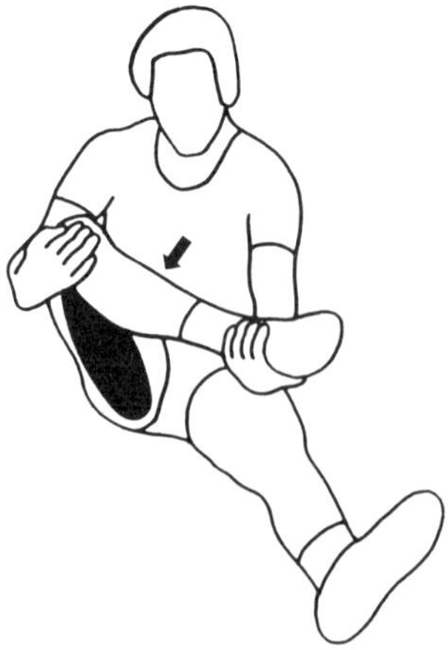

A. Muskelanspannung

Setzen Sie sich auf den Boden und lehnen Sie sich an, beugen Sie das eine Bein im Winkel und führen Sie es gegen die Brust. Halten Sie die eine Hand auf dem Knie und die andere um den Rist. Strecken Sie das andere Bein am Boden gerade vor sich aus. Pressen Sie dann das Knie und den Unterschenkel 20 Sekunden lang fest gegen den Widerstand der Hände nach unten und nach außen.

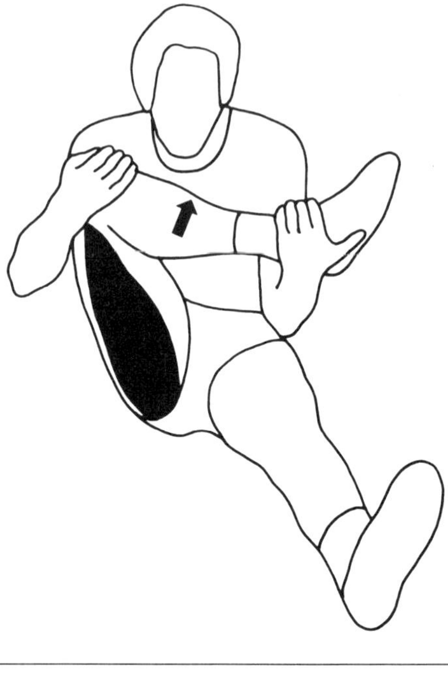

B. Stretch

Ziehen Sie das Bein mit beiden Händen so weit es geht gegen die Brust und verbleiben Sie so 20 Sekunden lang. Passen Sie auf, daß das Knie nicht belastet wird. Das Spannungsgefühl soll auf der Hinterseite des Oberschenkels entstehen.
Achtung! Fühlt man den Stretch beim Sitzen nicht so besonders gut, so kann man diese Übung auch liegend ausführen (siehe Übung 28).

28. Hintere, äußere und obere Schenkelmuskulatur, Gesäßmuskulatur

M. biceps femoris, m. semitendinosus, m. semimembranosus, m. gluteus maximus, medius & minimus, m. tensor fasciae latae.

Funktion: Streckt, dreht nach innen und führt nach außen im Hüftgelenk.

A. Muskelanspannung

Legen Sie sich auf den Rücken und führen Sie das eine Bein gebeugt gegen die Brust. Fassen Sie das Knie und den Rist mit den Händen. Pressen Sie Knie und Unterschenkel 20 Sekunden gegen den Widerstand der Hände nach unten und nach außen. Halten Sie das andere Bein gerade am Boden ausgestreckt.
Achtung! Man darf keine Belastung im Knie fühlen. Das Spannungsgefühl soll auf der Hinterseite des Oberschenkels zu spüren sein.

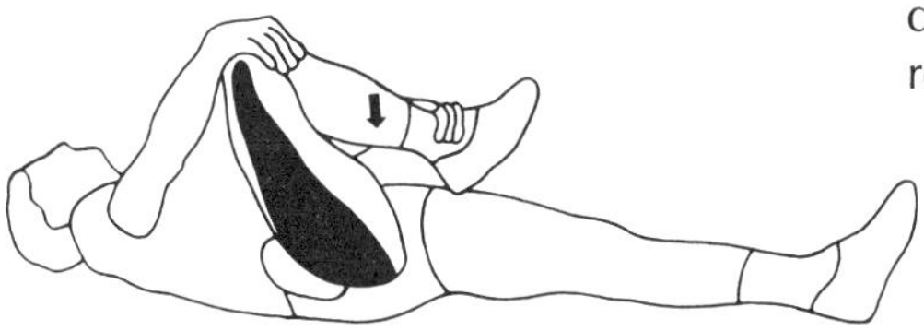

B. Stretch

Ziehen Sie das Bein so weit es geht mit beiden Händen quer gegen die Brust und verbleiben Sie so 20 Sekunden lang. Das andere Bein bleibt auf dem Boden ausgestreckt.

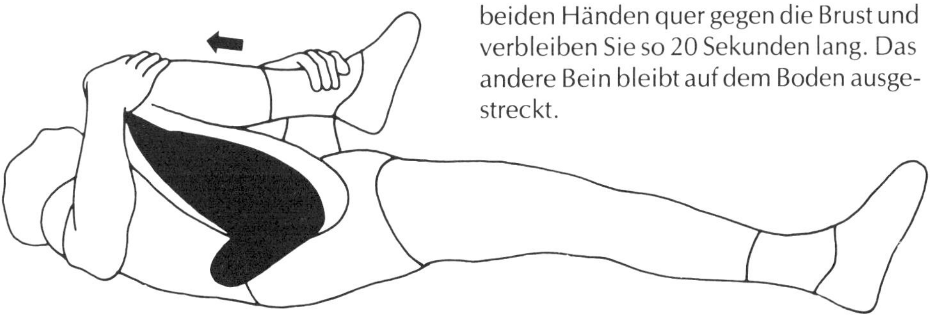

29. Äußere Hüftmuskulatur

M. tensor fasciae latae, m. gluteus medius & minimus, m. gemellus sup. & inf., m. piriformis, m. quadratus femoris, m. obturatorius int. & ext.
Funktion: Führt nach außen im Hüftgelenk.

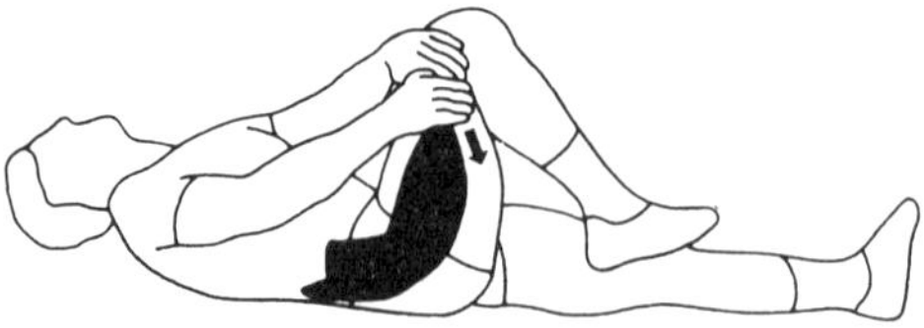

A. Muskelanspannung

Legen Sie sich auf den Rücken und beugen Sie das eine Bein rechtwinklig. Pressen Sie 20 Sekunden lang den Schenkel gegen den Widerstand der Hände kräftig seitlich nach außen. Entspannen Sie dabei in den Füßen und Risten.

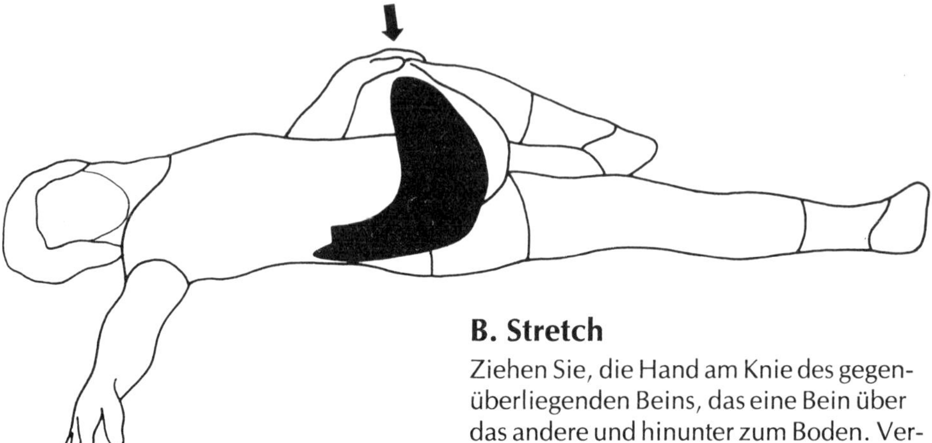

B. Stretch

Ziehen Sie, die Hand am Knie des gegenüberliegenden Beins, das eine Bein über das andere und hinunter zum Boden. Verbleiben Sie in dieser Position 20 Sekunden lang. Halten Sie dabei die Schultern am Boden, den freien Arm entspannt und seitlich ausgestreckt und den Kopf zur Hand gedreht.

30. Äußere Hüftmuskulatur, Gesäßmuskulatur

M. tensor fasciae latae, m. sartorius, m. piriformis, m. gemellus sup & inf., m. obturatorius int., m. gluteus medius & minimus.
Funktion: Führt nach außen und dreht nach außen im Hüftgelenk.
»Der Sekretär-Stretch.«
Achtung! Diese Übung sollte man nach dem Leistenstretch machen (siehe Übungen 31 bis 35).

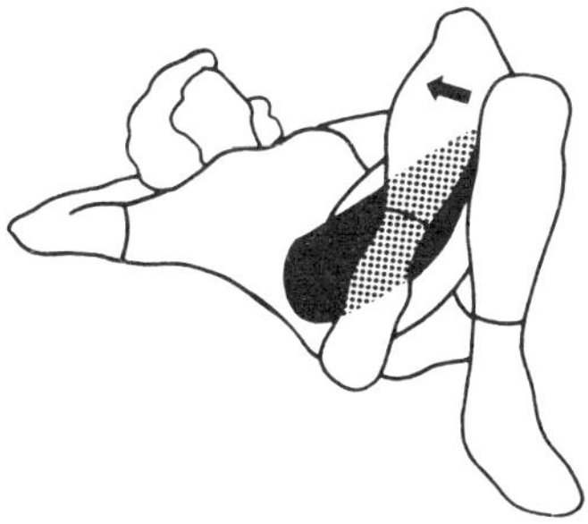

A. Muskelanspannung

Legen Sie sich auf den Rücken, die Hände unter dem Nacken. Beugen Sie die Knie und legen Sie das eine Bein über das andere. Das untere Bein wird etwas nach innen und unten seitlich abgewinkelt. Pressen Sie dann 20 bis 30 Sekunden lang das untere Bein kräftig gegen den Widerstand des oberen Beins nach außen oben.

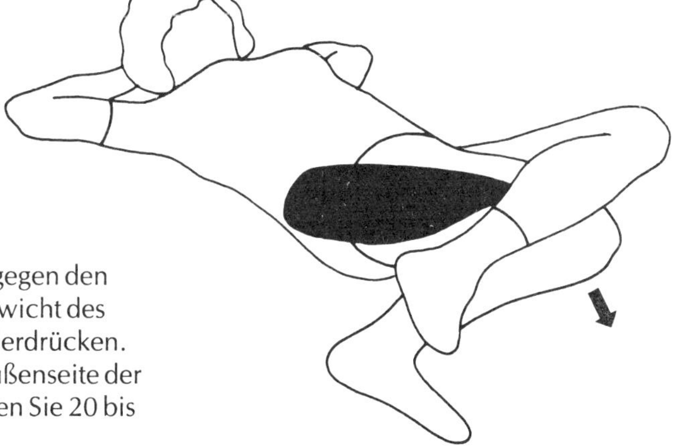

B. Stretch

Dehnen Sie das untere Bein gegen den Boden und lassen Sie das Gewicht des oberen Beins das untere niederdrücken. Die Spannung soll auf der Außenseite der Hüfte spürbar sein. Verbleiben Sie 20 bis 30 Sekunden so.

31. Leistenmuskulatur, die Innenseite des Schenkels (die Adduktoren)

M. adductor longus & brevis, m. adductor magnus, m. gracilis, m. pectineus.
Funktion: Führt nach innen, beugt und dreht nach außen im Hüftgelenk.
»Schneiderstretch.«

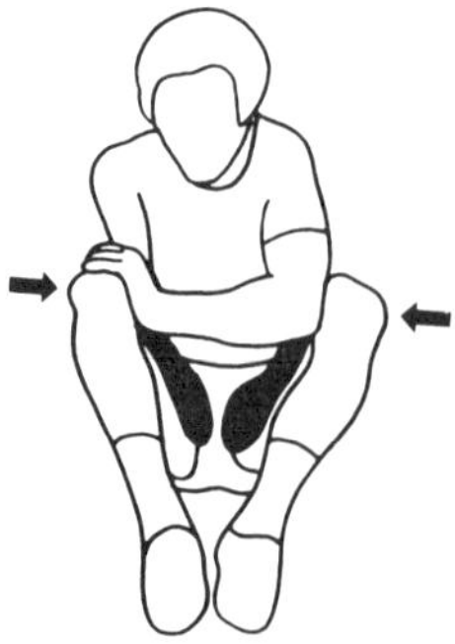

A. Muskelanspannung

Setzen Sie sich auf den Boden mit gebeugten Knien und führen Sie die Füße gegen das Gesäß. Halten Sie die Knie auseinander, indem Sie mit beiden Händen die Riste umfassen. Nehmen Sie einen Ball zwischen die Knie oder setzen Sie den Unterarm quer dazwischen, wie auf dem Bild. Pressen Sie die Knie 20 bis 30 Sekunden lang fest gegeneinander.

B. Stretch

Führen Sie die Fersen zum Gesäß, indem Sie mit den Händen die Riste zurückziehen. Drücken Sie die Knie mit den Ellenbogen soweit wie möglich nach unten. Beugen Sie den Rumpf etwas nach vorn über das Bein und verbleiben Sie 20 bis 30 Sekunden im Stretch. Man spürt ihn die Innenseite des Schenkels entlang.

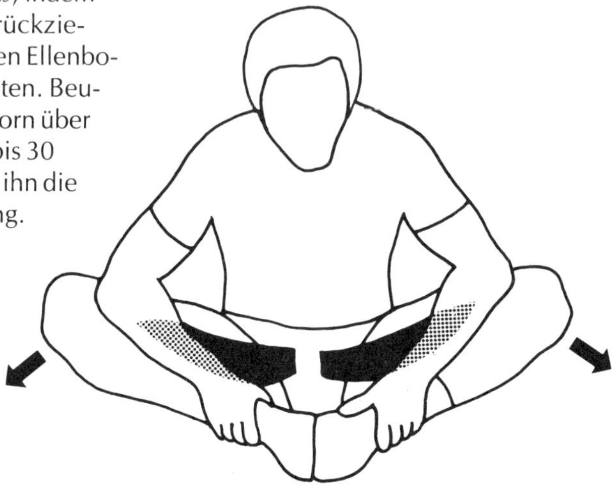

32. Leistenmuskulatur, die Innenseite des Schenkels (die Adduktoren)

M. adductor longus & brevis, m. adductor magnus, m. gracilis, m. pectineus.
Funktion: Führt nach innen, beugt und dreht nach außen im Hüftgelenk.

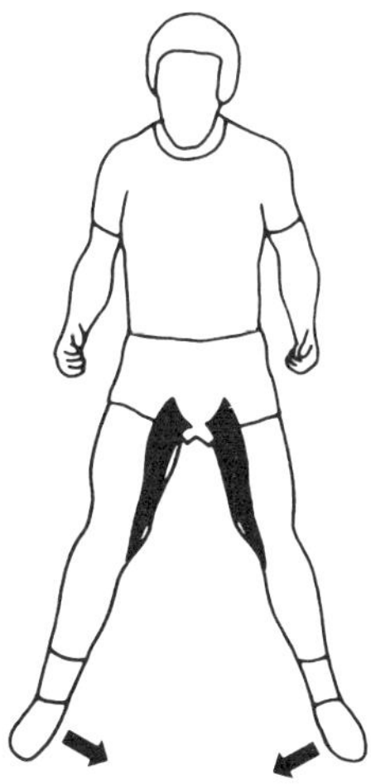

A. Muskelanspannung

Grätschen Sie die Beine weit auseinander; nehmen Sie ruhig eine Sprossenwand, einen Tisch oder Stuhl als Stütze. Spannen Sie die Innenseite des Schenkels an, indem Sie 20 bis 30 Sekunden die Innenseite der Füße fest nach innen und nach unten gegen den Boden pressen, als ob sie ihn auffalten wollten.

B. Stretch

Gleiten Sie mit den Füßen seitwärts den Boden entlang und bleiben Sie 20 bis 30 Sekunden in der Extremlage.
Achtung! Aus der Extremlage kann man noch einmal ein Stück nach außen rutschen und den Stretch weiter verstärken.

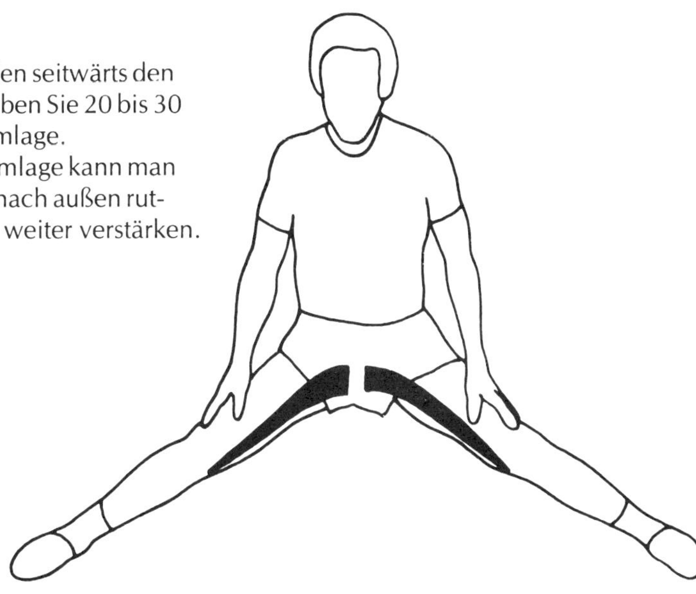

33. Leistenmuskulatur, die Innenseite der Leiste (die Adduktoren)

M. adductor longus & brevis, m. adductor magnus, m. gracilis, m. pectineus.
Funktion: Führt nach innen, beugt und dreht nach außen im Hüftgelenk.

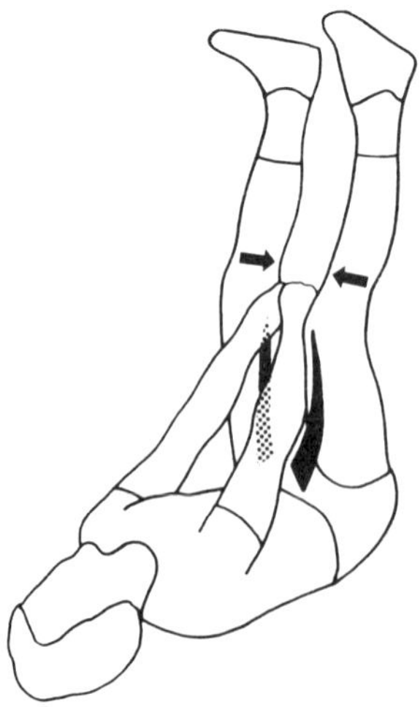

A. Muskelanspannung

Legen Sie sich auf den Rücken, die Beine gerade gegen eine Wand gelehnt. Pressen Sie 20 bis 30 Sekunden lang die Beine gegen den Widerstand der Hände fest gegeneinander. Ein *Tip:* Man erreicht den Ausgangspunkt, indem man sich mit dem Gesäß 10 bis 15 cm von der Wand entfernt hinlegt, beide Beine zur Seite. Die Beine werden dann gleichzeitig gehoben. Legen Sie sich auf eine Unterlage, damit Sie nicht rutschen.

B. Stretch

Spreizen Sie langsam die Beine so weit es geht. Bleiben Sie so passiv 20 bis 30 Sekunden lang mit gestreckten Beinen, die Fersen gegen die Wand. Die Wand dient als Stütze und ermöglicht es, daß man den Stretch länger in entspannter, stabiler Stellung beibehalten kann.

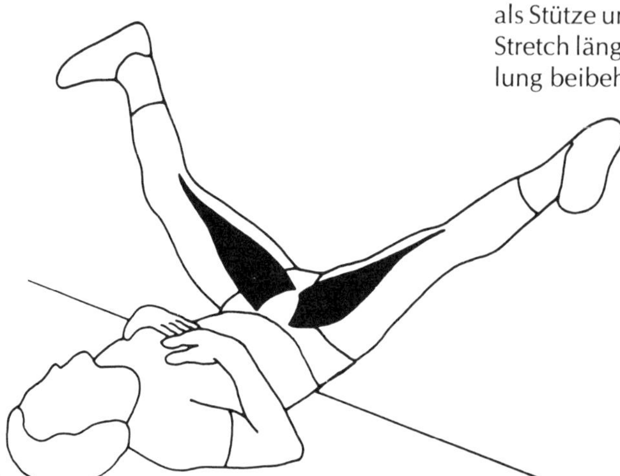

34. Leistenmuskulatur, die Innenseite der Leiste (die Adduktoren)

M. adductor longus & brevis, m. adductor magnus, m. gracilis, m. pectineus.
Funktion: Führt nach innen, beugt und dreht nach außen im Hüftgelenk.

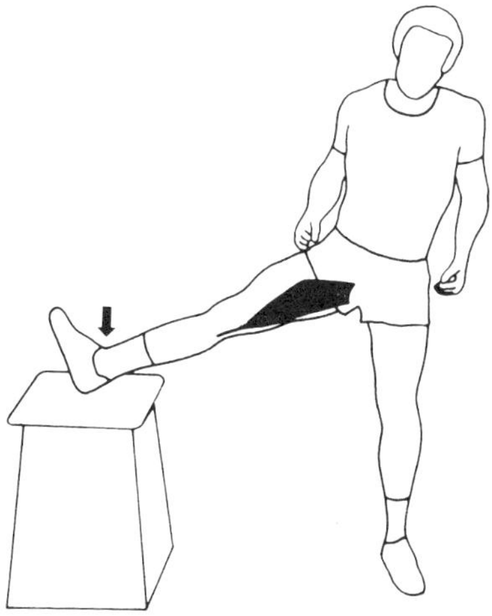

A. Muskelanspannung

Stehen Sie auf einem Bein, das andere gerade zur Seite gestreckt, die Ferse auf einem Sprungkasten, Stuhl oder dergleichen ruhend. Pressen Sie die Ferse 20 bis 30 Sekunden lang kräftig nach unten, als wollten Sie die Stütze zusammenpressen. Halten Sie den Oberkörper und das stützende Bein nach vorn gerichtet. Sie können sich ruhig mit der entgegengesetzten Hand gegen eine Sprossenwand, Wand oder dergleichen abstützen. Ein *Tip:* Dehnen Sie die steifste und hartnäckigste Seite zuerst.

B. Stretch

Beugen Sie sich vorsichtig seitwärts genau gegen das gehobene Bein und verbleiben Sie so 20 bis 30 Sekunden. Um den Stretcheffekt zu erhöhen, kann man das abstützende Bein im Kniegelenk etwas beugen.

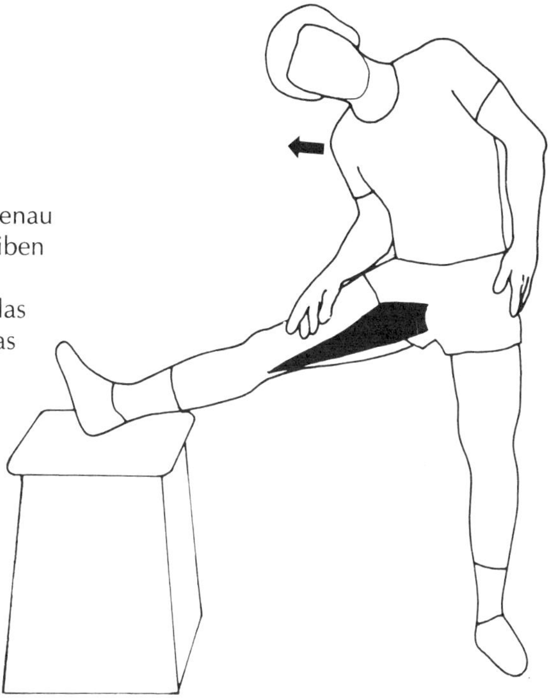

35. Leistenmuskulatur, die Innenseite der Leiste (die Adduktoren)

M. adductor longus & brevis, m. adductor magnus, m. gracilis, m. pectineus.
Funktion: Führt nach innen, beugt und dreht nach außen im Hüftgelenk.

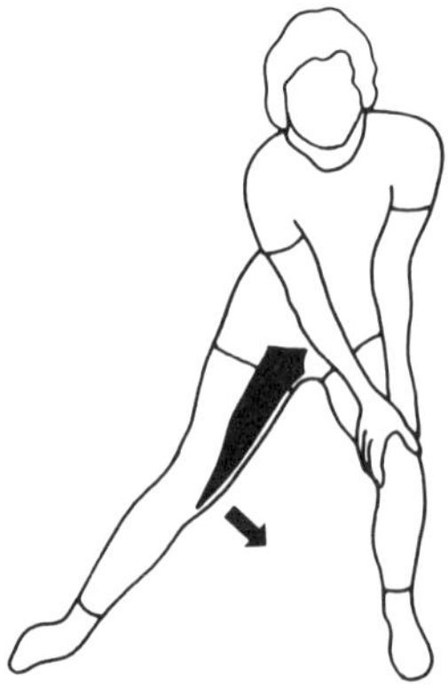

A. Muskelanspannung

Beugen Sie das eine Bein fast rechtwinklig und strecken Sie das andere seitwärts aus. Pressen Sie das gestreckte Bein 20 bis 30 Sekunden lang kräftig gegen den Boden und spüren Sie, wie die Innenseite der Leiste sich anspannt. Das gebeugte Knie dient als Handstütze.
Alternative: Diese Übung kann man auch kniend ausführen, indem man die Hände seitlich gegen eine Wand, einen Stuhl oder ähnliches abstützt.

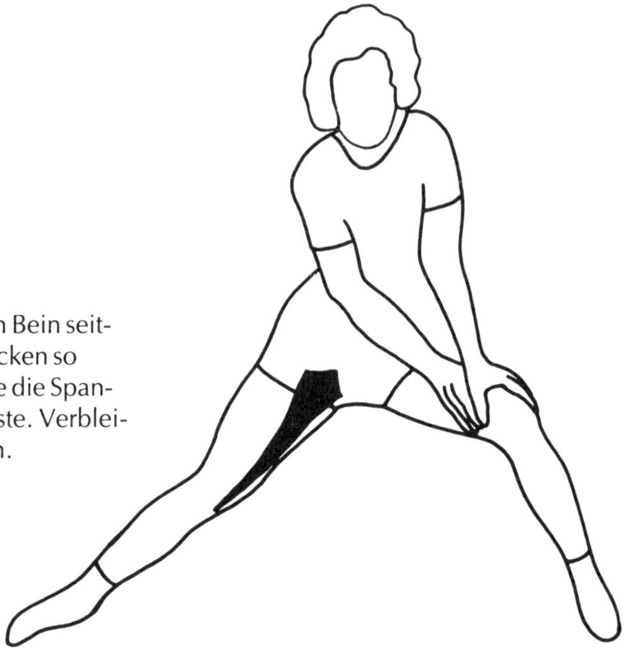

B. Stretch

Gleiten Sie mit dem gestreckten Bein seitwärts. Halten Sie dabei den Rücken so gerade wie möglich. Spüren Sie die Spannung auf der Innenseite der Leiste. Verbleiben Sie so 20 bis 30 Sekunden.

36. Die tiefe Hüftbeugermuskulatur

M. psoas major, m. iliacus, (m. sartorius, m. quadriceps, adductores).
Funktion: Beugt im Hüftgelenk.

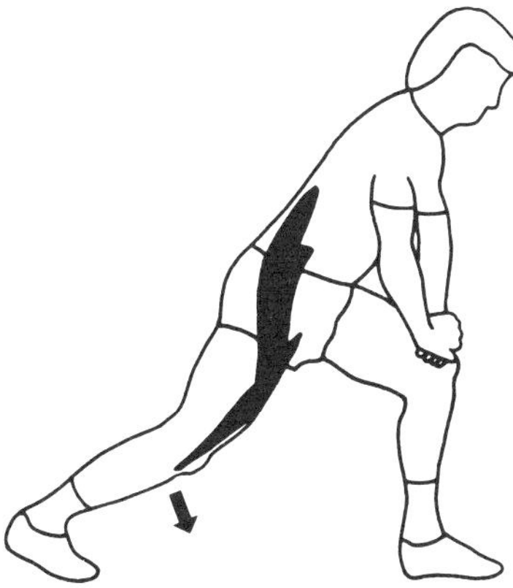

A. Muskelanspannung

Stehen Sie mit dem einen Fuß ziemlich weit nach hinten (Ausfallschritt) und stützen Sie die Hände gegen das Knie oder einen festen Gegenstand ab. Pressen Sie das hintere Bein 20 bis 30 Sekunden lang kräftig »durch« den Boden.

B. Stretch

Führen Sie mit aufgerichtetem Oberkörper und dem nach hinten gestreckten Bein die Hüfte nach vorn. Spüren Sie die Spannung in der Hüfte und verbleiben Sie so 20 bis 30 Sekunden lang. Der Stretch kann auch intensiver gemacht werden, indem Sie das hintere Knie gegen eine Unterlage abstützen.
Achtung! Das Knie des Stützbeins darf dabei nicht über den Fuß vorgeschoben werden, da dies den wahren Stretch in der Hüfte verhindern würde.
Alternative: Die Übung kann auch mit dem gestreckten Bein auf einer Gymnastikbank, einem niedrigen Stuhl oder Hocker ausgeführt werden. In der Regel braucht man eine Abstützung für die Hand.

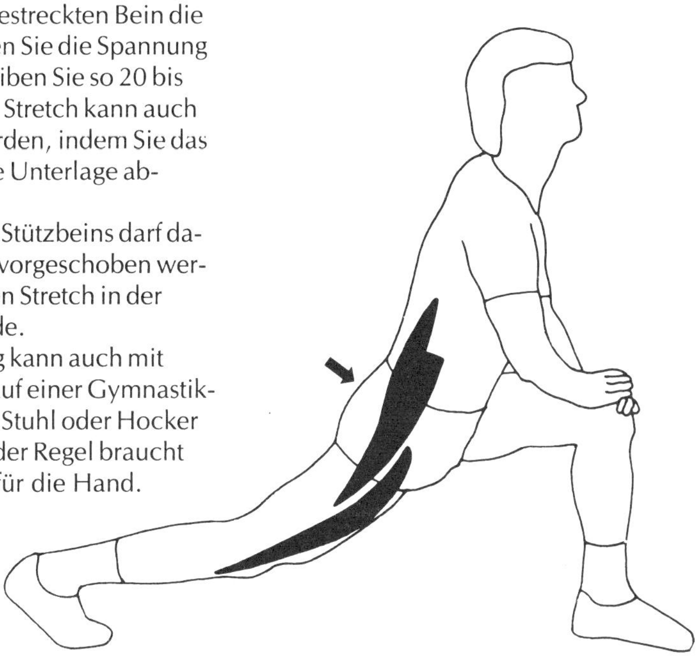

37. Hüftbeugermuskulatur

M. iliopsoas, m. quadriceps
Funktion: Beugt im Hüftgelenk und streckt im Kniegelenk.

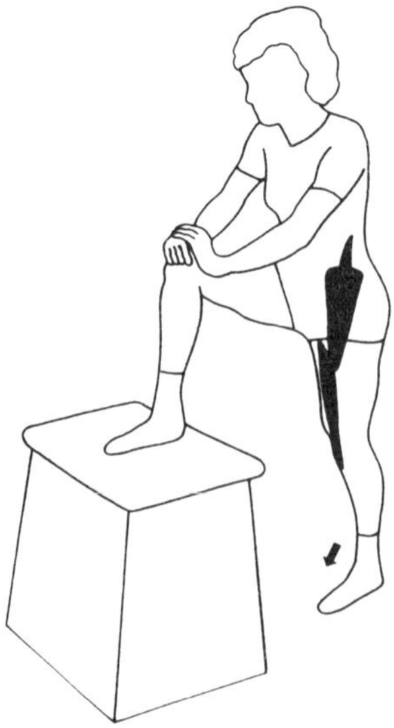

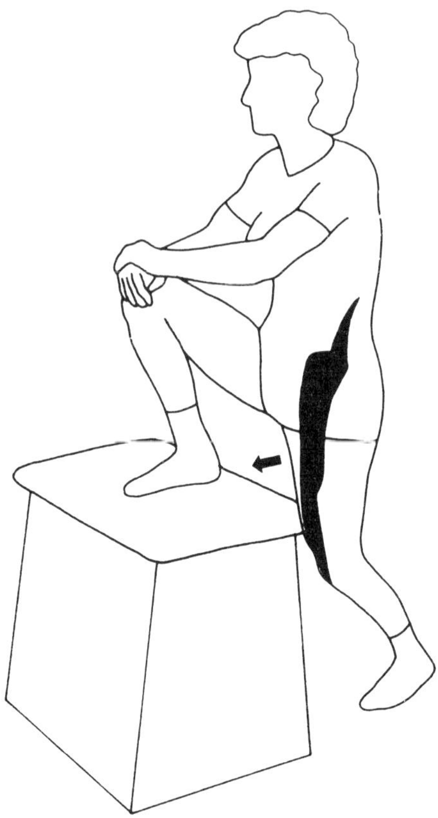

A. Muskelanspannung

Stellen Sie einen Fuß auf einen Sprungkasten oder Stuhl und legen Sie die Hände auf das Knie. Pressen Sie 20 bis 30 Sekunden lang den Fuß des stützenden Beins fest nach vorn unten.

B. Stretch

Behalten Sie die Beinstellung bei und schieben Sie die Hüfte so weit es geht nach vorn. Spüren Sie dabei die Spannung in der Leiste und Hüfte. Verbleiben Sie so 20 bis 30 Sekunden.

38. Wadenmuskulatur

M. gastrocnemius & m. soleus = m. triceps surae, m. fibularis longus & brevis, m. tibialis posterior, m. flexor digitorum longus, m. flexor hallucis longus.
Funktion: Beugt nach unten im Sprungbeingelenk, Mittelfußgelenk und Zehgelenk, d. h. in sämtlichen Beugemechanismen des Fußgelenks und des Fußes.

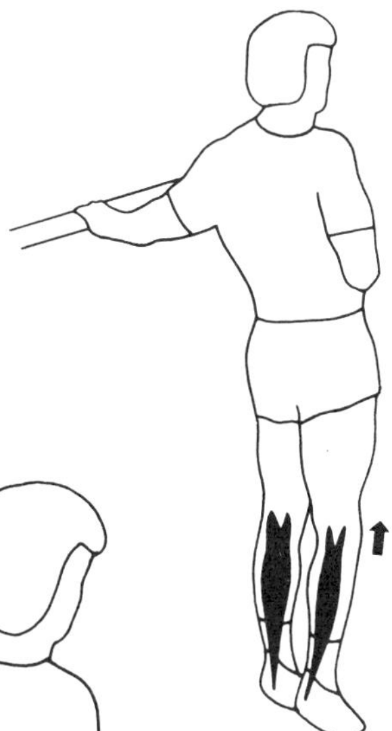

A. Muskelanspannung

Spannen Sie die Wadenmuskulatur 20 bis 30 Sekunden lang, indem Sie sich so hoch wie möglich auf die Zehenspitzen stellen. Stützen Sie die Hand ab, damit Sie das Gleichgewicht nicht verlieren. Eine Verstärkung der optimalen Spannung erreichen Sie, wenn Sie mit den Armen nach oben stemmend gegen den Widerstand eines Türrahmens oder einer hohen Sprosse nach unten drücken.

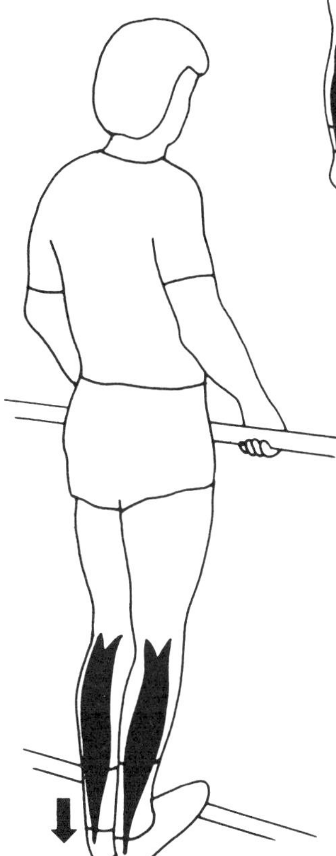

B. Stretch

Stellen Sie sich mit dem vorderen Teil der Fußsohlen auf eine Sprosse oder hohe Kante und lassen Sie die Ferse so weit wie möglich nach unten sinken. Spüren Sie die Spannung in der Wade und verbleiben Sie so 20 bis 30 Sekunden lang. Stützen Sie sich mit den Händen an einer Sprosse oder ähnlichem in Höhe der Taille ab.

39. Wadenmuskulatur

M. gastrocnemius & m. soleus, m. fibularis longus & brevis, m. tibialis posterior, m. flexor digitorum longus, m. hallucis longus.

Funktion: Beugt nach unten in sämtlichen Gliedern des Fußgelenks und des Fußes.

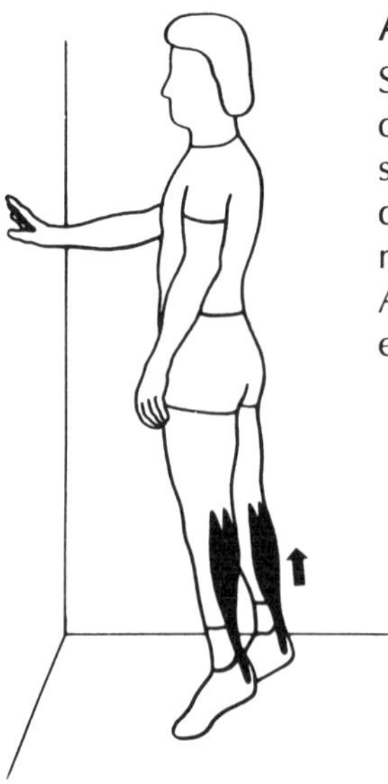

A. Muskelanspannung

Stellen Sie sich so hoch wie möglich auf die Zehenspitzen 20 bis 30 Sekunden lang; stützen Sie sich ruhig mit der Hand ab, um das Gleichgewicht zu halten. Einen optimalen Effekt erreichen Sie, wenn Sie die Arme nach oben gegen einen Türrahmen, eine Sprosse oder ähnliches stemmen.

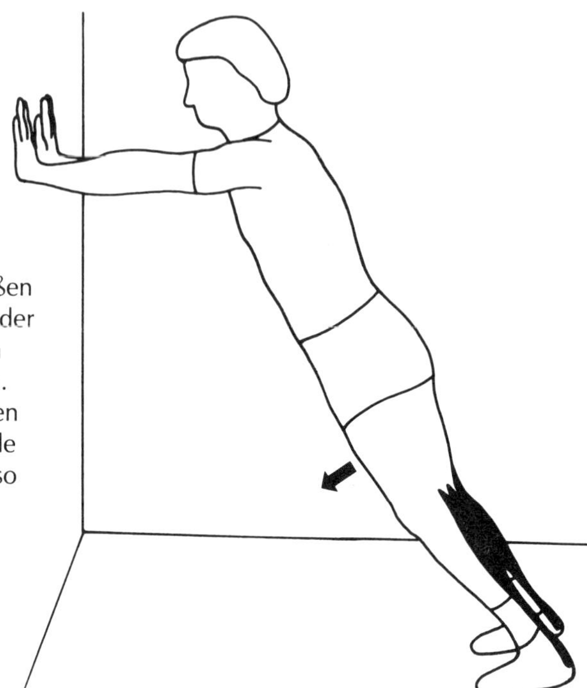

B. Stretch

Stehen Sie mit geschlossenen Füßen und lassen Sie den Körper in gerader Haltung gegen eine Wand, einen Baum oder dergleichen vorfallen. Stützen Sie sich so weit nach unten ab, daß die Spannung in der Wade spürbar wird und verbleiben Sie so 20 bis 30 Sekunden lang.

40. Wadenmuskulatur

M. gastrocnemius, m. soleus, m. tibialis posterior (o. m. plantaris).
Funktion: Beugt nach unten im Fußgelenk.

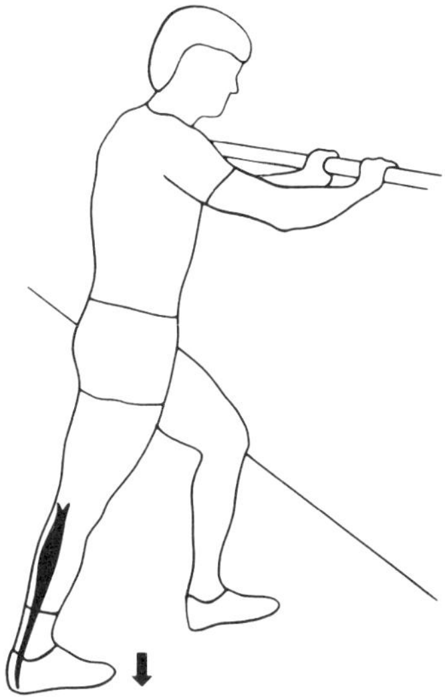

A. Muskelanspannung

Lehnen Sie sich mit den Händen in Brusthöhe gegen eine Sprosse, eine Wand oder einen Baum und setzen Sie einen Fuß 60 bis 70 cm von der Stütze entfernt nach hinten. Lassen Sie den Körper etwas nach vorn fallen und strecken Sie das hintere Bein, bis eine leichte Spannung zu spüren ist. Pressen Sie die vordere Fußsohle 20 bis 30 Sekunden lang kräftig gegen die Unterlage.

B. Stretch

Strecken Sie das hintere Bein noch weiter, lassen Sie den Körper nach vorn fallen und führen Sie die Hüfte vor. Spüren Sie die Spannung in der Wade und verbleiben Sie so 20 bis 30 Sekunden lang.

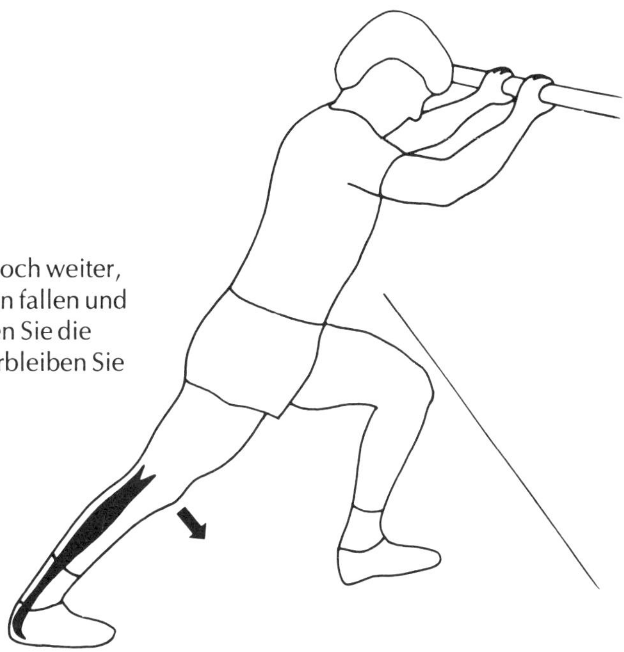

41. Wadenmuskulatur und Achillessehne – mit gebeugtem Kniegelenk

M. soleus, m. fibularis longus & brevis, m. flexor digit. longus, m. flexor hallucis longus, m. tibialis posterior.

Funktion: Beugt nach unten im Fußgelenk und Fuß.

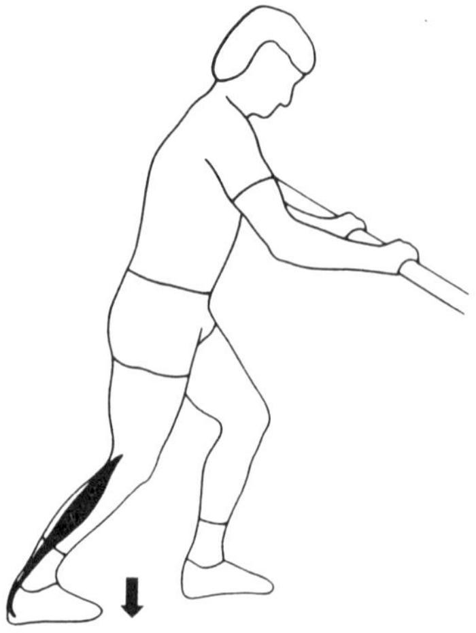

A. Muskelanspannung

Lehnen Sie sich mit den Händen in Brusthöhe gegen eine Sprosse, eine Wand oder einen Baum und setzen Sie einen Fuß 60 bis 70 cm von der Stütze entfernt nach hinten. Beugen Sie das Knie und pressen Sie die Zehen 20 bis 30 Sekunden lang kräftig gegen den Boden.

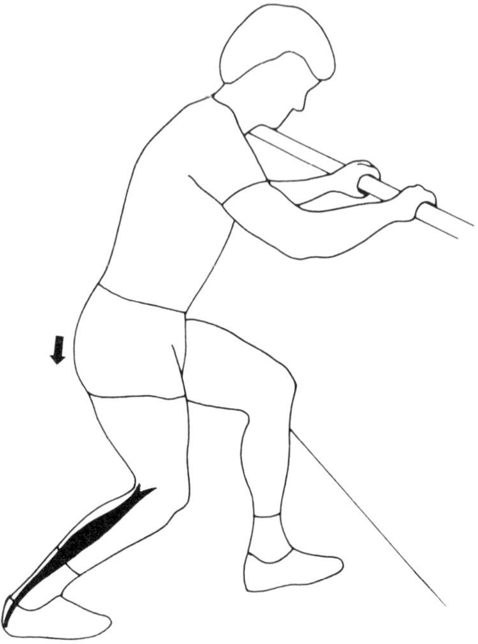

B. Stretch

Senken Sie die Hüfte und beugen Sie das Knie so nach vorn, daß die Spannung im unteren Teil der Wade spürbar wird. Behalten Sie die Ferse während der 20 bis 30 Sekunden des Stretchs am Boden. *Alternative:* Den »Achillesstretch« kann man auch kniend, die Ferse des aufgesetzten Fußes 1 bis 2 cm vom Boden und den Rist des anderen Fußes gegen den Boden langgestreckt (Zehen zeigen nach hinten) ausführen. Der Schenkel wird mit einer leichten Bewegung so nach vorn geführt, daß die Spannung in der Fersensehne spürbar wird. Verbleiben Sie wenigstens 15 Sekunden so, wobei die Hände vor dem Körper auf den Boden gestützt werden.

42. Wadenmuskulatur – entgegenwirkende Methode

M. triceps surae, m. tibialis posterior, m. fibularis longus & brevis, m. flexor digit. longus, m. flexor hallucis longus.

Funktion: Beugt nach unten im Fußgelenk, in den Mittelfußgelenken und Zehgelenken.

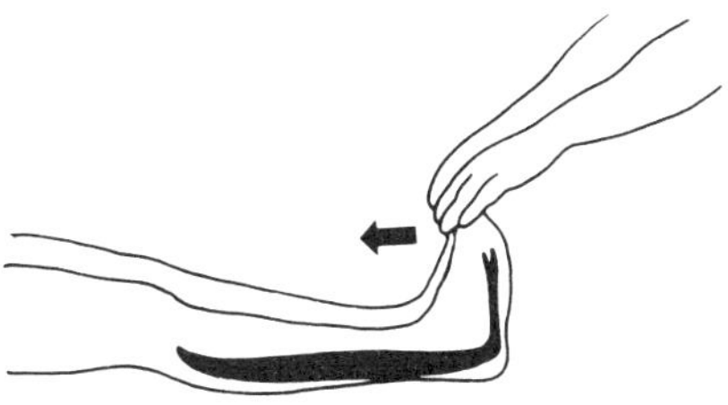

A. Muskelanspannung

Spannen Sie den Hochstrecker des Fußes (der entgegengesetzt der Wadenmuskeln wirkt) kräftig gegen einen Widerstand an; lassen sie z. B. einen Trainingspartner 20 bis 30 Sekunden lang gegen die Zehen drücken.

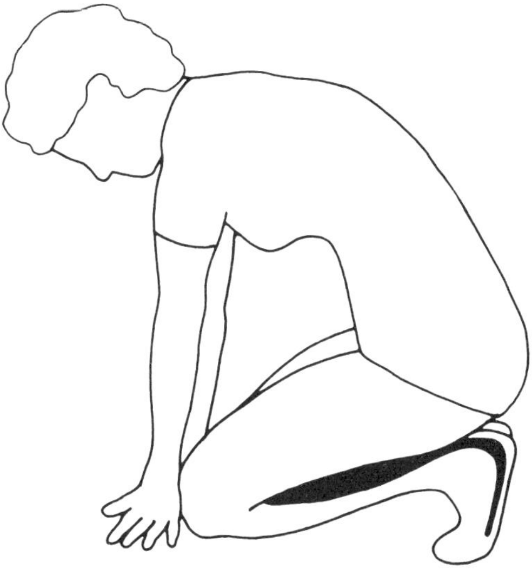

B. Stretch

Dehnen Sie die Wadenmuskeln 20 bis 30 Sekunden lang gegen den Widerstand der Zehen, indem Sie auf dem Boden knien.

43. Vordere Unterbeinmuskulatur

M. tibialis anterior, m. extensor digitorum longus, m. extensor hallucis longus.
Funktion: Beugt nach oben (= streckt, extendiert) im Rist und in den Zehgelenken.

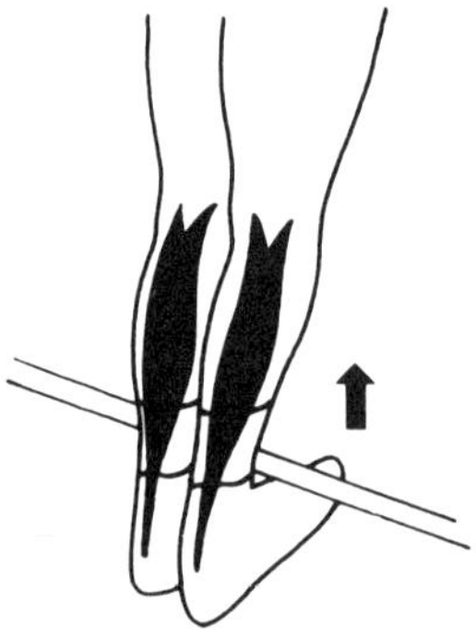

A. Muskelanspannung

Beugen Sie die Zehen und den Fuß mit optimaler Kraft 20 bis 30 Sekunden lang gegen einen an den Zehen ziehenden Widerstand.
Alternative: Stehen Sie auf den Fersen und drücken Sie die Zehen so fest wie möglich aufwärts gegen den Widerstand einer Sprosse oder eines schweren Möbelstücks.

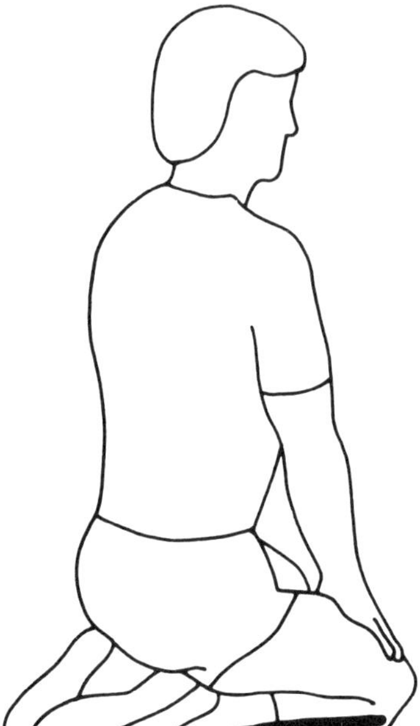

B. Stretch

Setzen Sie sich auf die Knie, die Fersen unter dem Gesäß und die Zehen nach hinten. Verbleiben Sie so 20 bis 30 Sekunden lang. Diese Übung kann effektiver gemacht werden, indem man den Körper nach hinten lehnt. Ein *Tip:* Diese Übung kann auch vorteilhaft mit der Muskelanspannung der Übung 20 für die Hüftbeuger und die vordere Oberschenkelmuskulatur kombiniert werden.

44. Die Hochbeuger der Zehen (= Strecker, Extensoren)

M. extensor digit. longus, m. extensor hallucis longus, m. extensor digit. brevis, m. extensor hallucis brevis, m. tibialis anterior.
Funktion: Beugt nach oben (= streckt, extendiert) in den Zehgelenken.

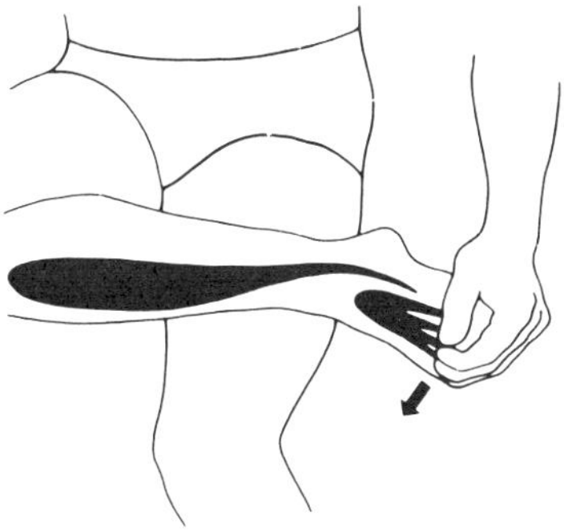

A. Muskelanspannung

Sitzend legen Sie das eine Bein im Winkel über den Oberschenkel des anderen Beins und führen Sie den Fuß etwas nach innen. Drücken Sie die Zehen gegen den Widerstand der ziehenden Hand 20 bis 30 Sekunden mit ganzer Kraft nach oben.

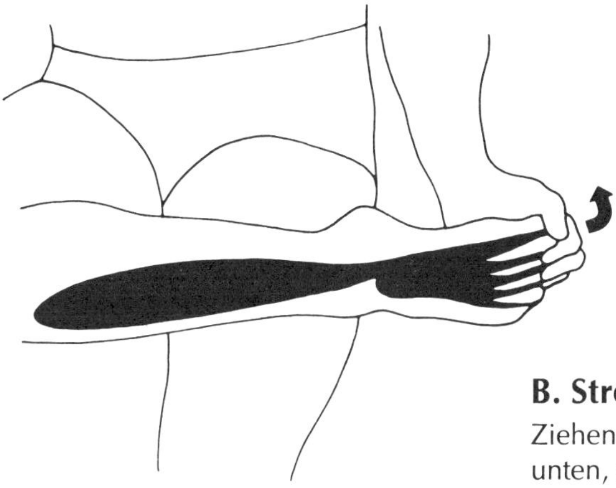

B. Stretch

Ziehen Sie die Zehen mit der Hand so nach unten, daß sie so weit wie möglich nach unten gebeugt werden. Auf diese Weise wird auch der Rist gestreckt. Verbleiben Sie so 20 bis 30 Sekunden lang.

45. Die Hinunterbeuger der Zehen (Flexoren)

M. flexor digit. longus & brevis, m. flexor hallucis longus & brevis, mm. lumbricales.
Funktion: Beugt nach unten im Mittelfußgelenk, in den Basisgelenken der Zehe (MTP) und in den Zehgelenken (PIP, DIP).

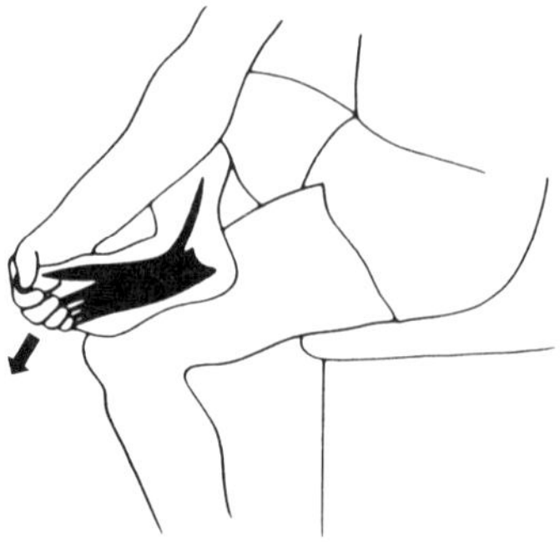

A. Muskelanspannung

Legen Sie das eine Bein im Winkel über den Oberschenkel des anderen Beins, den Fuß nach oben gewinkelt. Pressen Sie die Zehen gegen den Widerstand der Hand nach unten. Behalten Sie die Spannung 20 bis 30 Sekunden lang bei.

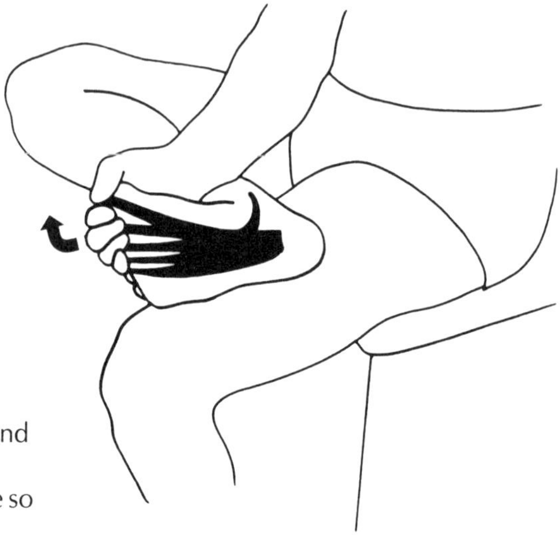

B. Stretch

Ziehen Sie sämtliche Zehen mit der Hand kräftig nach oben, so daß auch der Rist oben abgewinkelt wird. Verbleiben Sie so 20 bis 30 Sekunden lang.

46. Die tiefe Rückenmuskulatur – die Strecker

Mm. erectores spinae = m. iliocostalis cervicis, thoracis & lumborum & m. longissimus cervicis, thoracis & capitis & m. semispinalis capitis, Mm. interspinales, m. spinalis.
Funktion: Streckt den Rücken, beugt die Wirbelsäule nach hinten.

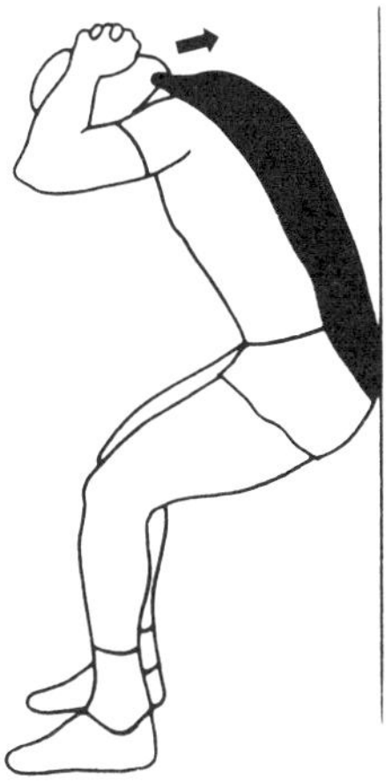

A. Muskelanspannung

Stehen Sie leicht nach vorn gebeugt mit rundem Rücken und etwas gebeugten Knien, den Lendenrücken gegen eine Wand gelehnt. Falten Sie die Hände hinter dem Nacken und drücken Sie gegen diesen Widerstand 20 bis 30 Sekunden lang den Rücken nach hinten.

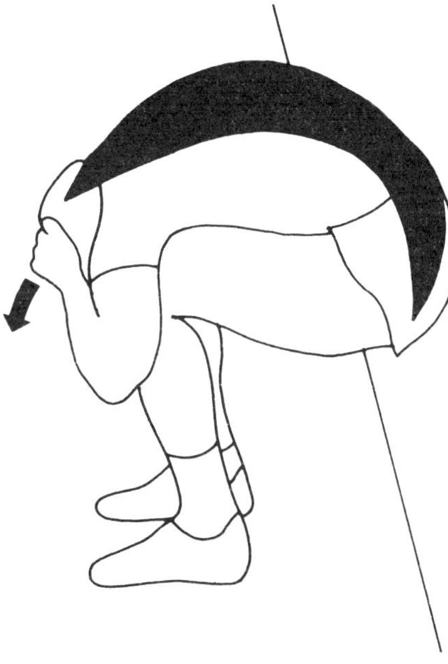

B. Stretch

Beugen Sie den Rücken nach vorn, helfen Sie dabei etwas mit den Händen nach und spüren Sie die Spannung entlang des Rückgrats. Verbleiben Sie so 20 bis 30 Sekunden lang.
Alternative: Diese Übung kann man auch sitzend, mit gebeugten Beinen und den Kopf zwischen den Knien ausführen.

47. Die Rückenstreckmuskeln

Mm. erectores truncii, m. trapezius.
Funktion: Streckt den Rücken, beugt die Wirbelsäule nach hinten.

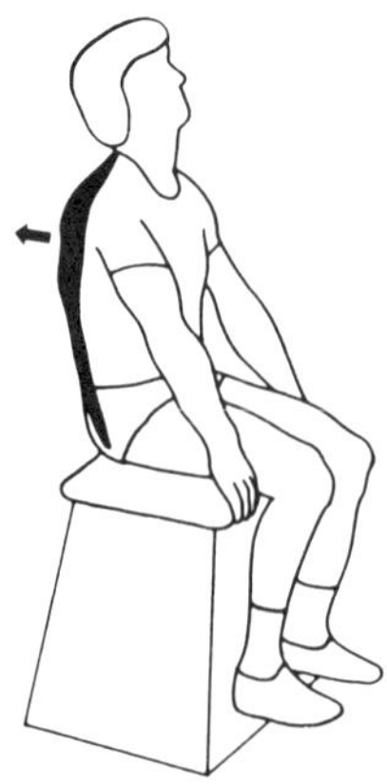

A. Muskelanspannung

»Statischer Rudergriff«: Setzen Sie sich auf einen Stuhl und halten Sie sich am Sitz fest. Lassen Sie den Körper nach hinten fallen und versuchen Sie mit größtmöglicher Kraft 20 bis 30 Sekunden lang den Sitz nach hinten unter dem Körper wegzuziehen.

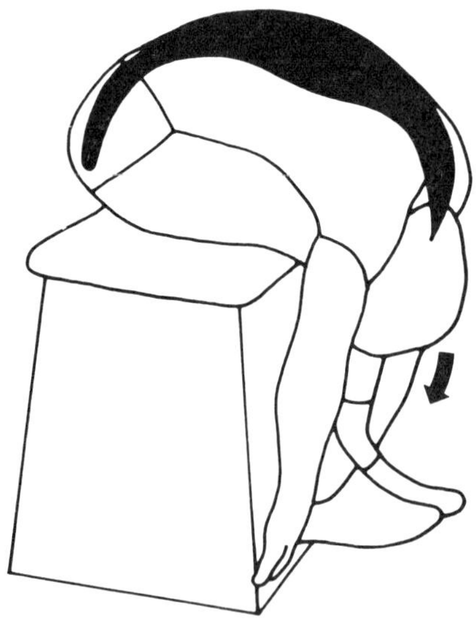

B. Stretch

Lassen Sie den Oberkörper nach vorn und unten fallen und bleiben Sie 20 bis 30 Sekunden lang in dieser Lage.

48. Die tiefe Rückenmuskulatur, die Streckschicht

Mm. erectores spinae.
Funktion: Streckt den Rücken, beugt die Wirbelsäule nach hinten.

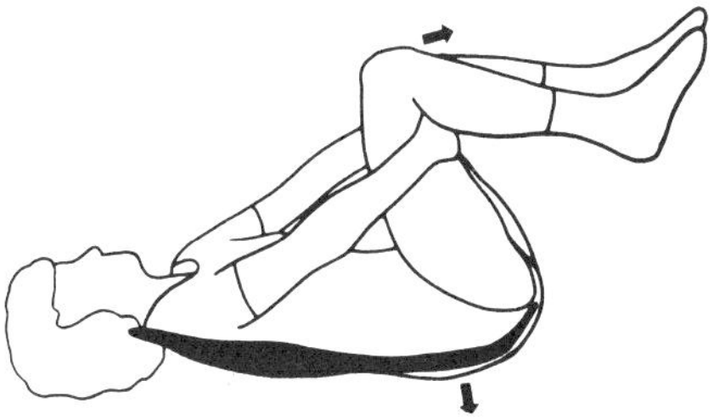

A. Muskelanspannung

Legen Sie sich auf den Rücken, ziehen Sie die Beine hoch und fassen Sie mit den Händen unter die Kniekehle. Drücken Sie das Gesäß gegen den Boden und pressen Sie ca. 20 Sekunden lang die Knie gegen den Widerstand der Hände kräftig nach unten.

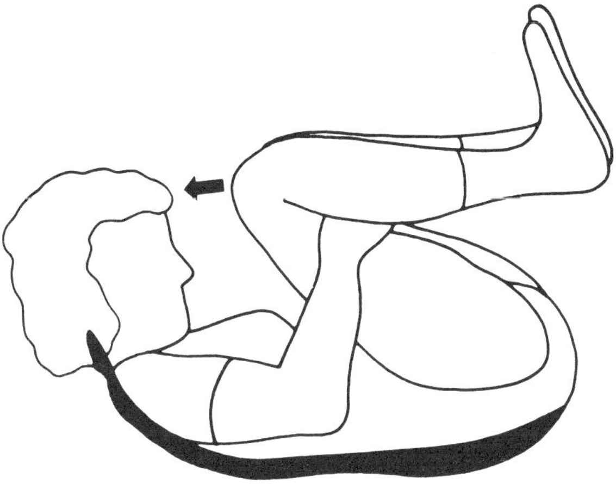

B. Stretch

Ziehen Sie die Knie so weit wie möglich gegen das Kinn und verbleiben Sie so ca. 20 Sekunden lang.

49. Nackenmuskulatur

M. iliocostalis cervicis, m. longissimus capitis & cervicis, m. semispinalis capitis, cervicis & thoracis und Mm. nuchae profundi = mm. rectus capitis posterior minor & major & mm. obliquus capitis superior & inferior, mm. interspinalis, m. multifidus cervicis, m. splenius capitis & cervicis.

Funktion: Beugt den Kopf nach hinten.

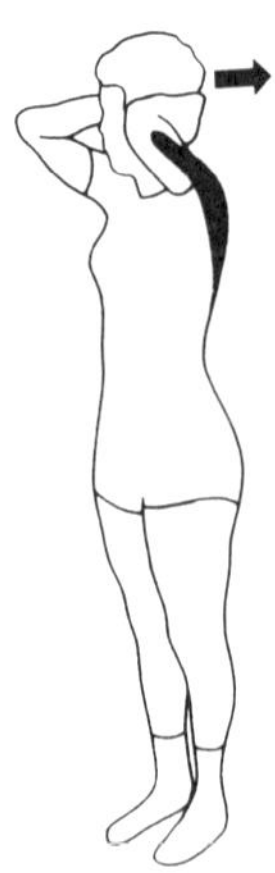

A. Muskelanspannung

Falten Sie die Hände hinter dem Nacken und pressen Sie gegen ihren Widerstand den Kopf ca. 20 Sekunden lang kräftig nach hinten.

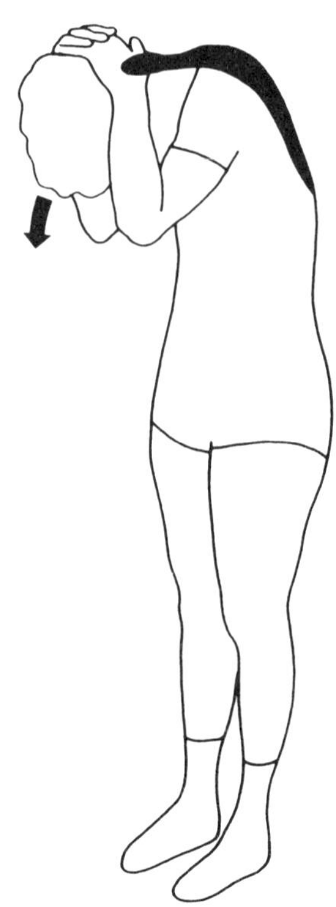

B. Stretch

Ziehen Sie mit Hilfe der Hände den Kopf vor und nach unten, so daß das Kinn gegen die Brust stößt. Spüren Sie die Spannung im Nacken und verbleiben Sie ca. 20 Sekunden in dieser Position.

50. Obere Rückenmuskulatur und der Nacken

Mm. erectores spinae, Mm. nuchae profundii, M. splenius capitis & cervicis, M. transversospinalis.

Funktion: Beugt den Kopf und den Hals nach hinten.

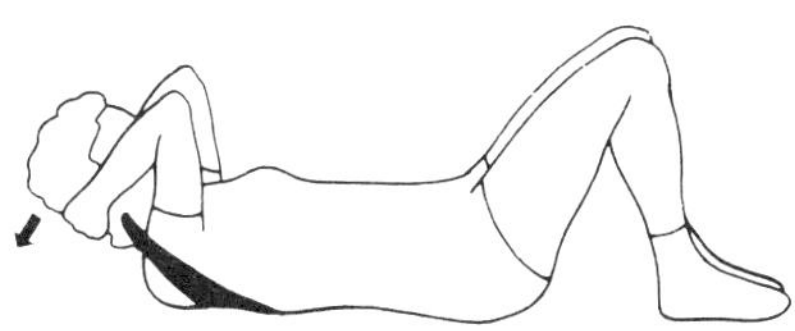

A. Muskelanspannung

Legen Sie sich mit angezogenen Knien auf den Rücken und falten Sie die Hände hinter dem Nacken. Heben Sie den Kopf etwas an und pressen Sie ihn dann ca. 20 Sekunden lang aktiv mit ganzer Kraft nach hinten gegen die gefalteten Hände.

B. Stretch

Ziehen Sie den Kopf mit Hilfe der gefalteten Hände nach oben vorn, bis eine Spannung in der Nackenmuskulatur und im Oberteil des Rückens zu spüren ist. Verbleiben Sie so ca. 20 Sekunden lang.

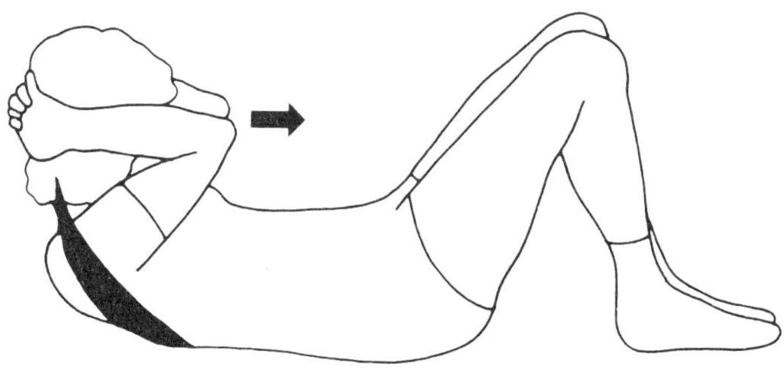

51. Die Seitenmuskulatur des Halses

M. scalenus anterior, medius & posterior, M. splenius capitis & cervicis, M. rectus capitis lateralis, M. spinalis capitis & cervicis, M. semispinalis capitis & cervicis, Mm. intertransversarii.

Funktion: Beugt seitwärts im Halsrücken.

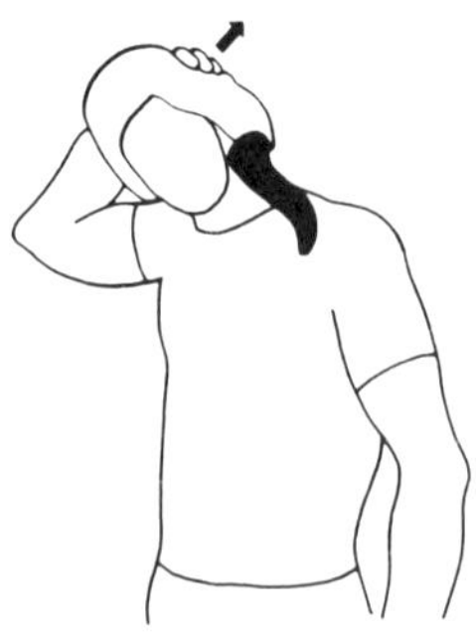

A. Muskelanspannung

Beugen Sie den Kopf etwas seitwärts, legen Sie die Hand der gleichen Seite auf den Kopf und pressen Sie aus dieser Lage den Kopf kräftig gegen den Widerstand der Hand. Die Spannung wird ca. 20 Sekunden beibehalten.

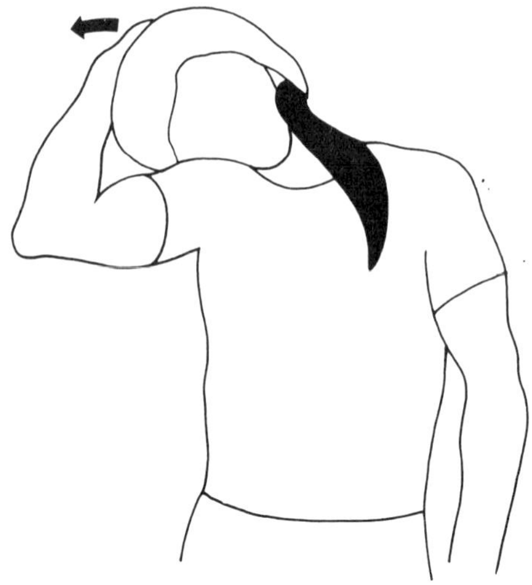

B. Stretch

Ziehen Sie den Kopf mit der Hand zurück zur Ausgangslage. Ziehen Sie vorsichtig, bis es nicht mehr geht, und spüren Sie die Spannung. Verbleiben Sie so ca. 20 Sekunden.

52. Die Seitenmuskulatur des Rumpfes

M. spinalis thoracis, M. obliquus externus & internus abdominis, M. quadratus lumborum (m. triceps brachii).
Funktion: Beugt zur Seite in der Brust und Lendenwirbelsäule.

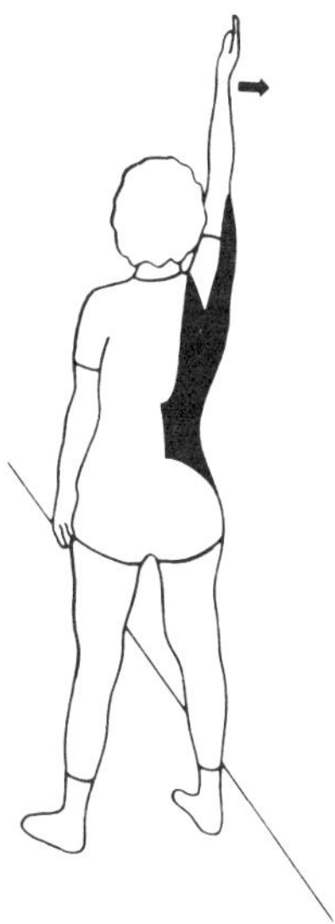

A. Muskelanspannung

Stellen Sie sich mit der Seite zur Wand. Halten Sie die Füße schulterbreit auseinander. Heben Sie den Arm so hoch wie möglich und pressen Sie 10 bis 15 Sekunden lang fest die Handaußenseite, den Rücken und den Arm gegen die Wand.

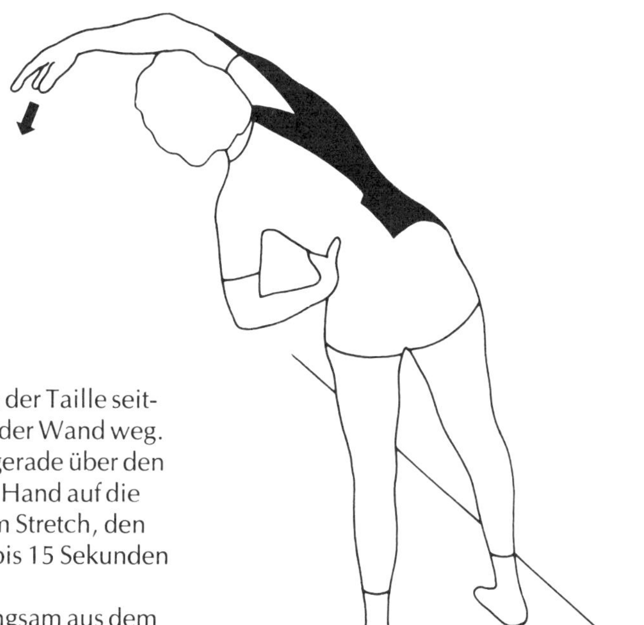

B. Stretch

Beugen Sie sich langsam in der Taille seitwärts nach außen und von der Wand weg. Halten Sie dabei den Arm gerade über den Kopf. Legen Sie die andere Hand auf die Hüfte und verbleiben Sie im Stretch, den Sie in der Seite spüren, 10 bis 15 Sekunden lang.
Achtung! Lösen Sie sich langsam aus dem Stretch; machen Sie keine ruckartigen Bewegungen!

53. Bauchmuskulatur

M. rectus abdominis hauptsächlich, außerdem *m. obliquus externus & internus abdominis, m. psoas major & minor.*
Funktion: Beugt nach vorn in der Brust und Lendenwirbelsäule.

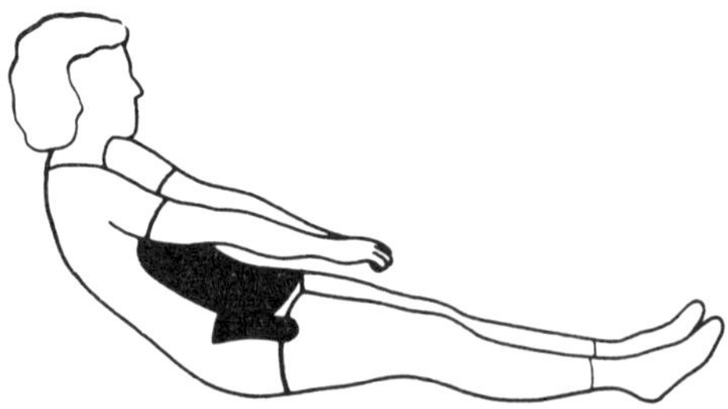

A. Muskelanspannung

Spannen Sie die Bauchmuskeln an, indem Sie sich aus der Rückenlage in eine Position aufsetzen, in der Ihr Oberkörper einen Winkel von 30° zum Boden bildet. Verharren Sie in dieser Position 20 bis 30 Sekunden lang. Lassen Sie die Hände dabei auf den Oberschenkeln ruhen.

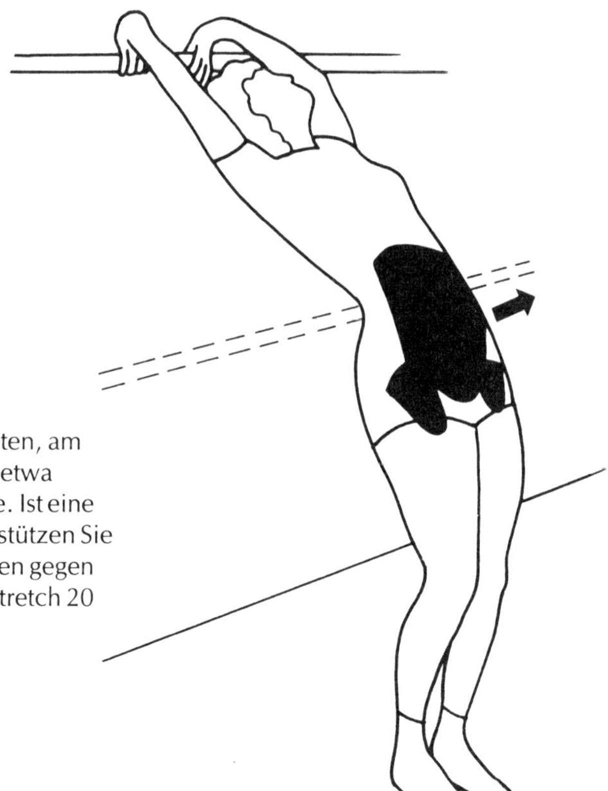

B. Stretch

Beugen Sie den Rumpf nach hinten, am besten über eine Rückenstütze, etwa 10 cm oberhalb der Nabelebene. Ist eine solche Stütze nicht vorhanden, stützen Sie die Hände über Ihrem Kopf hinten gegen eine Wand. Verbleiben Sie im Stretch 20 bis 30 Sekunden lang.

54. Äußere Schenkelmuskeln und -sehnen

Tractus ilio-tibialis, m. tensor fasciae latae,
mm. gluteus medius & minimus, m. piriformis, fascia gluteae.
Funktion: Bewegt nach außen im Hüftgelenk.

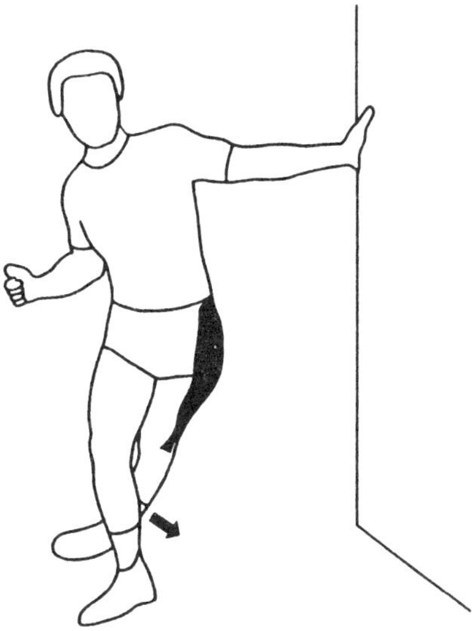

A. Muskelanspannung

Lehnen Sie sich mit ausgestrecktem Arm seitlich gegen eine Wand oder einen hohen, stabilen Gegenstand. Drücken Sie das Knie des Standbeins leicht durch und drehen Sie das Spielbein seitlich hinter das Standbein. Pressen Sie die äußere Fußseite des Spielbeins für 10 bis 15 Sekunden gegen den Fußboden.

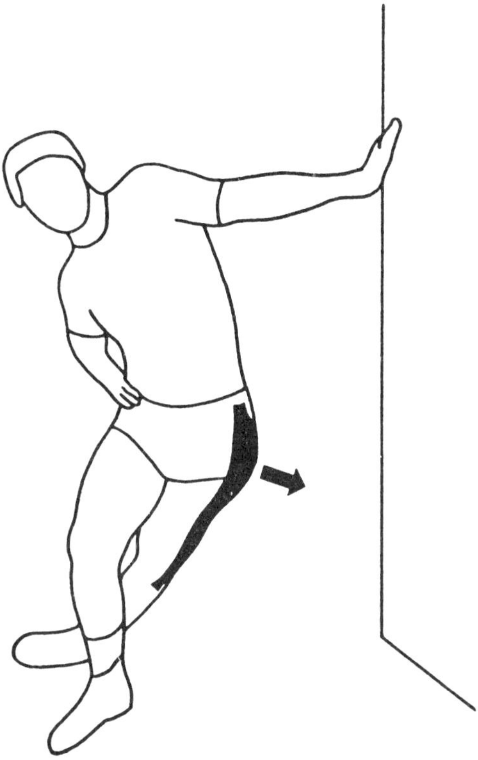

B. Stretch

Entspannen und die freie Hand in die Taille legen. Beugen Sie die Hüfte seitlich gegen die Wand und neigen Sie sich mit weiterhin ausgestrecktemArm in die Stretchposition. Die zu trainierende Seite nimmt die Form eines umgekehrten »C« an. Verbleiben Sie in dieser Position 20 Sekunden. Sie spüren den Stretch in der Hüfte und dem äußeren Schenkel.

Basisprogramme für bestimmte Sportarten

Laufen

(Leichtathletik, Geländelauf)

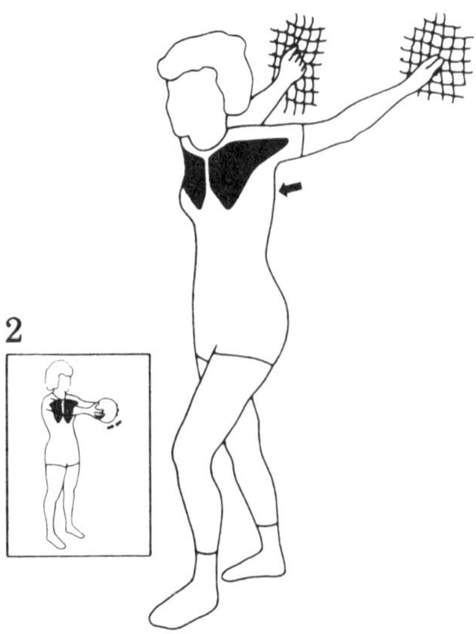

2

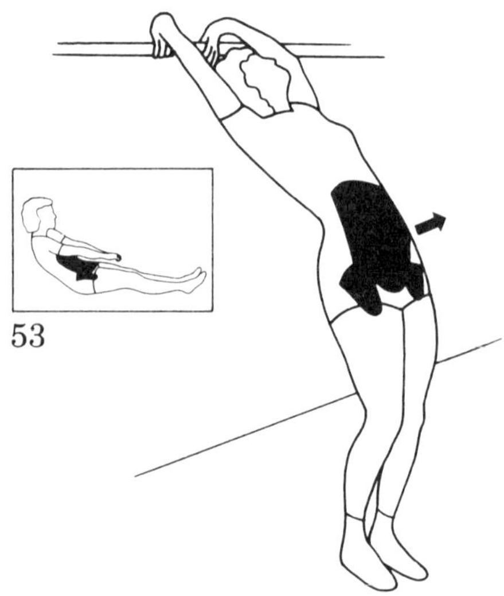

53

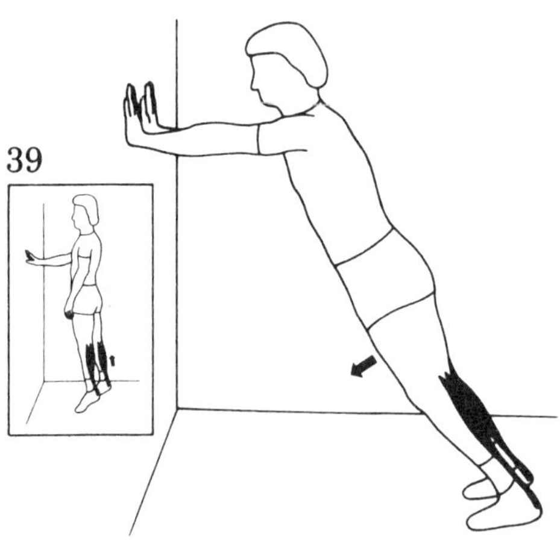

39

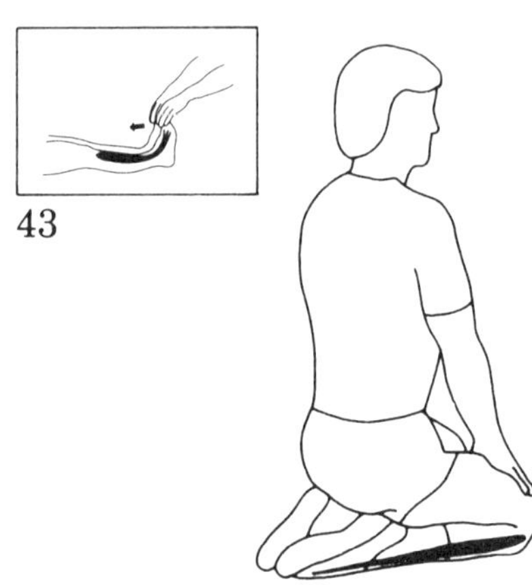

43

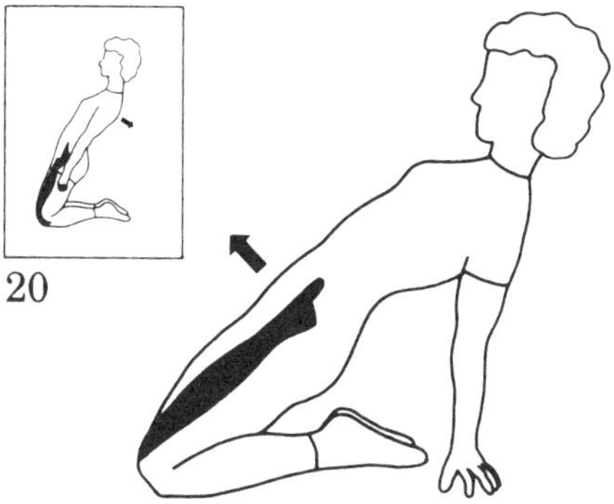

20

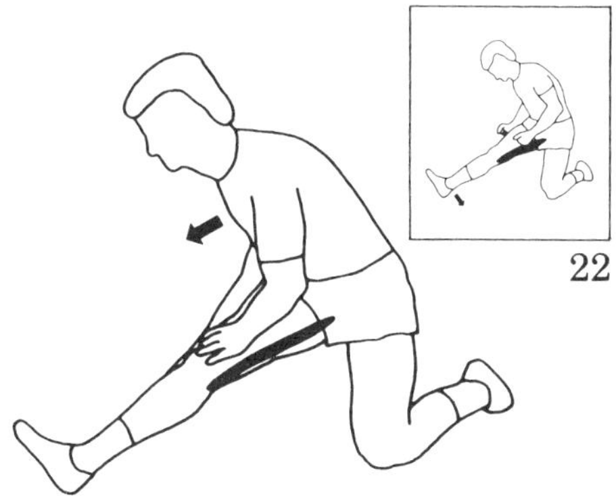

22

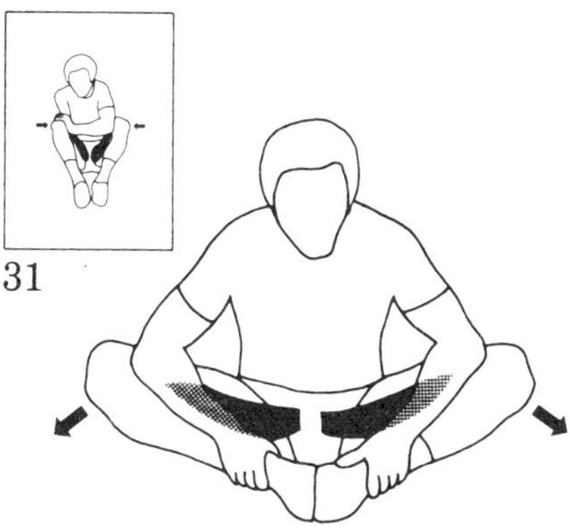

31

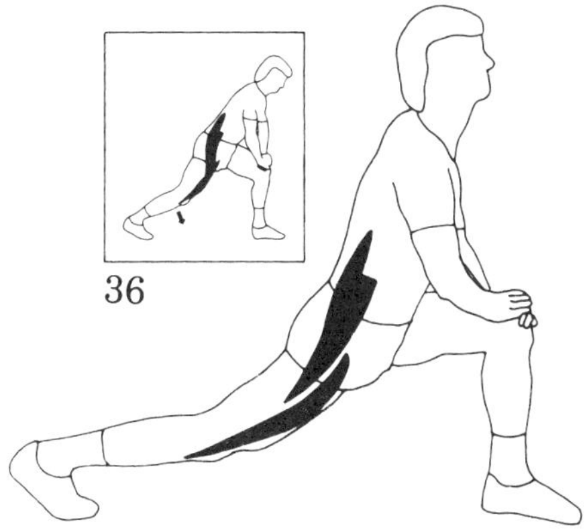

36

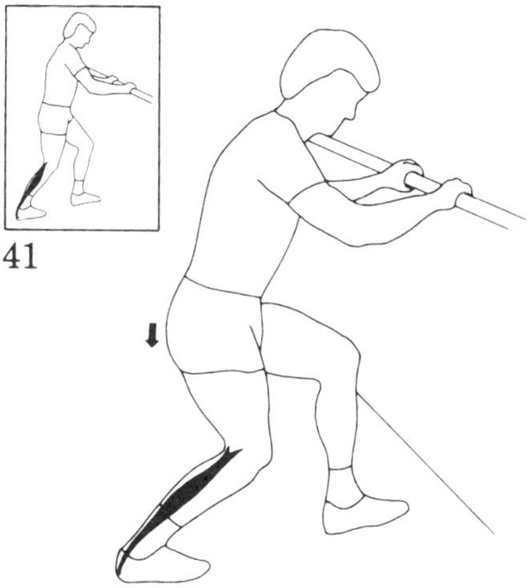

41

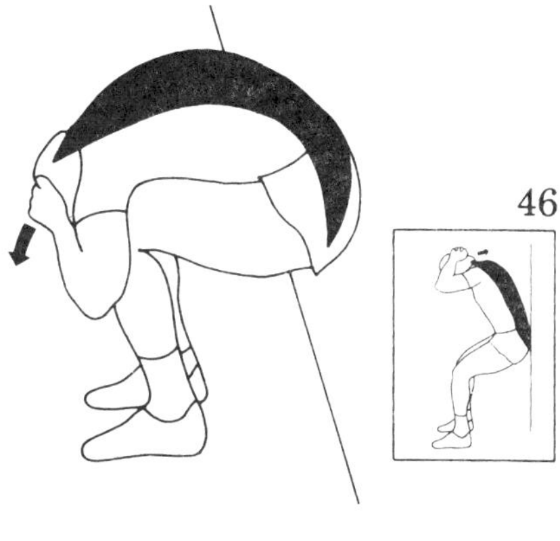

46

Skifahren, Langlaufen

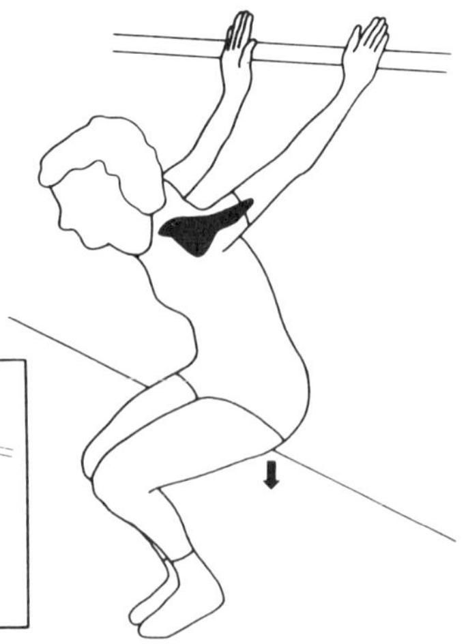

7

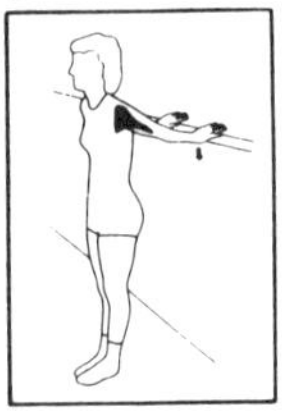

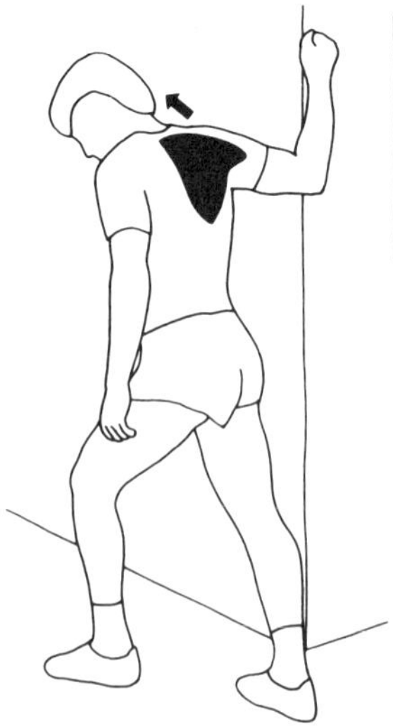

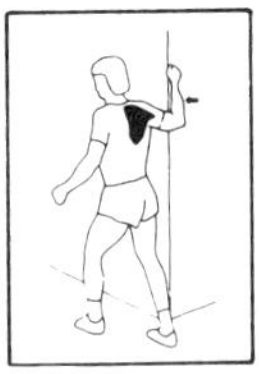

5

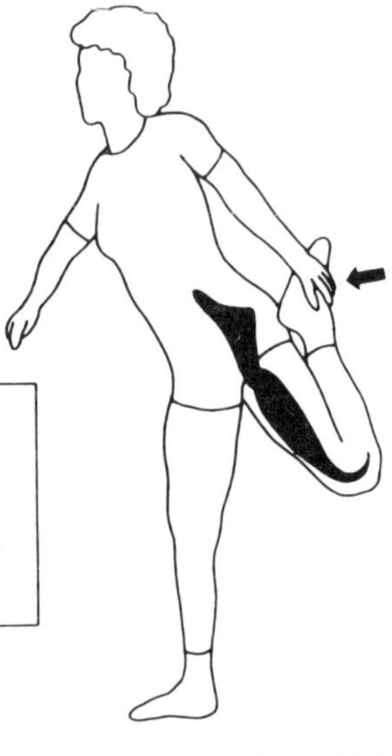

17

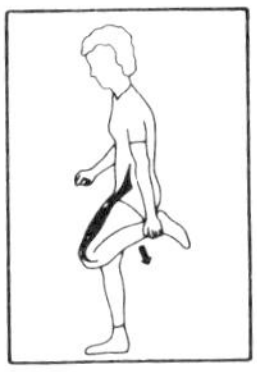

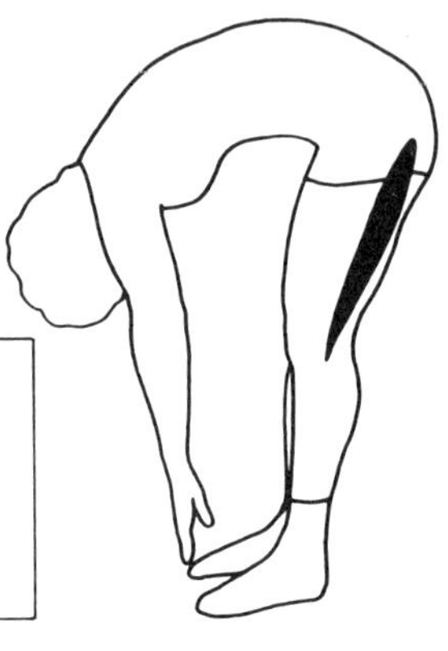

25

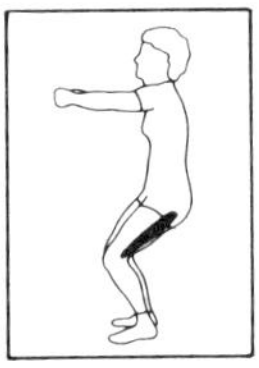

32

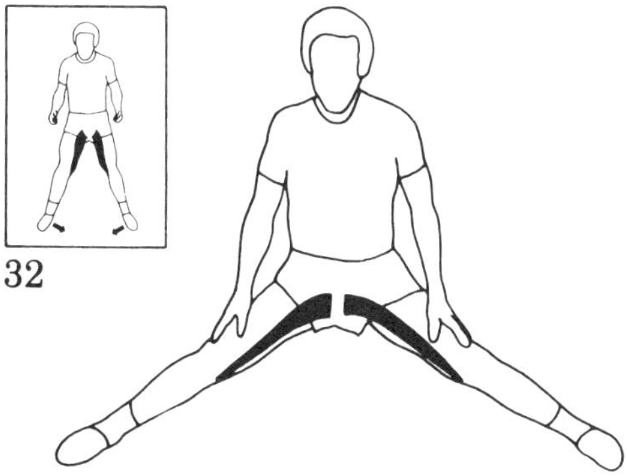

30

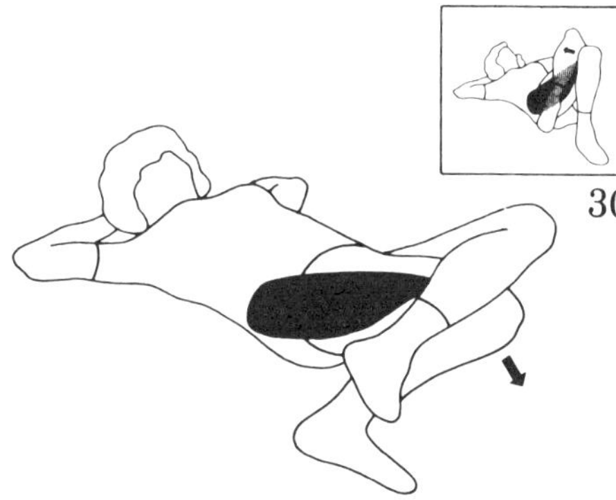

36

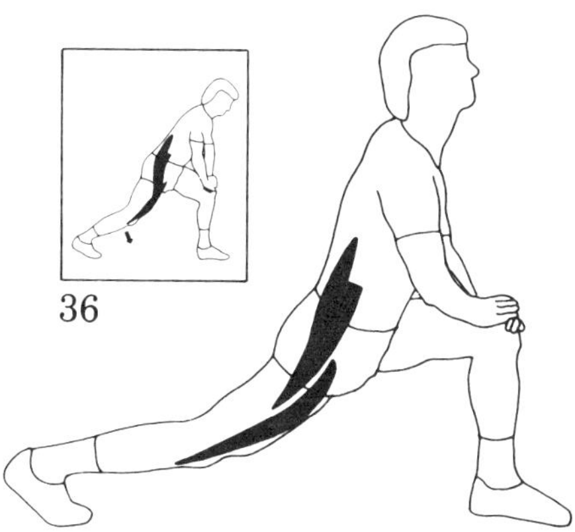

41

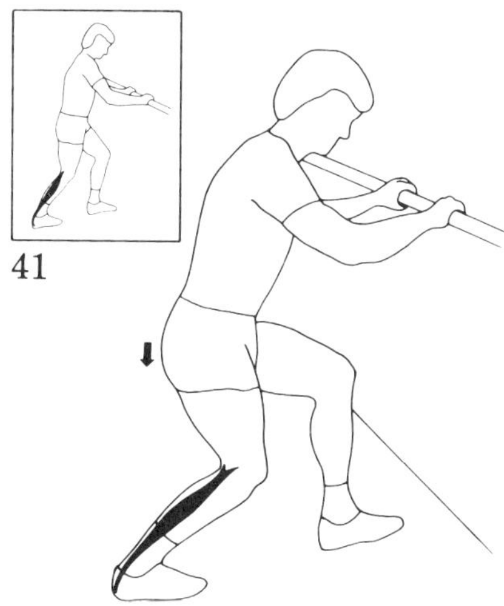

49

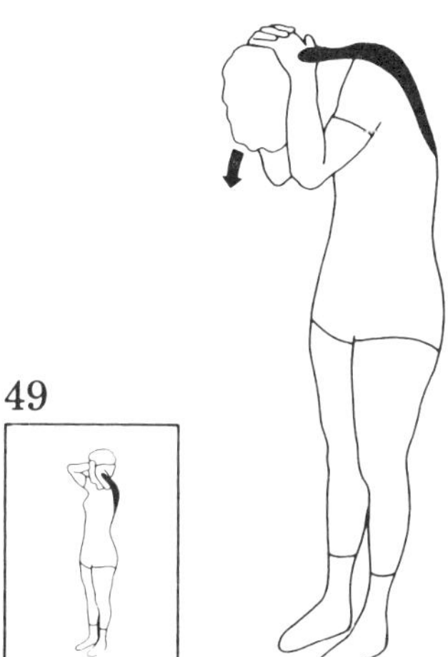

12

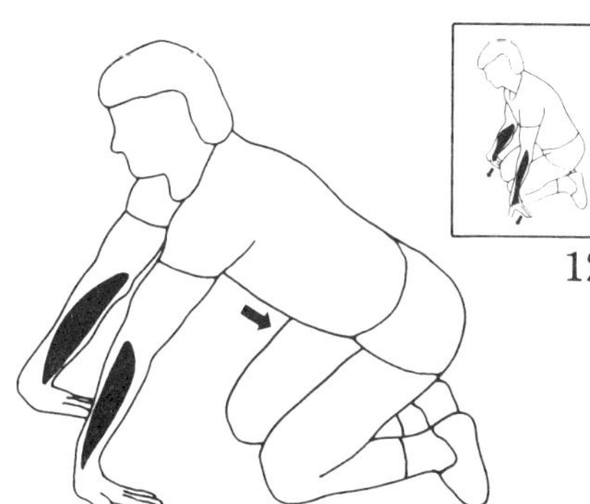

Schwimmen

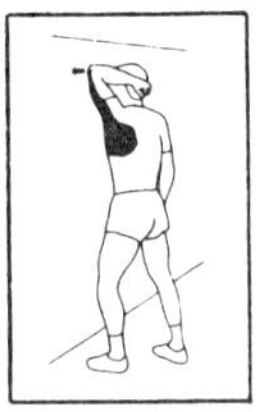

9

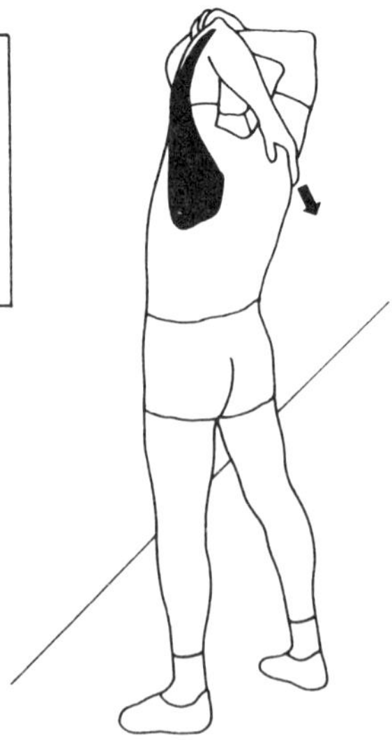

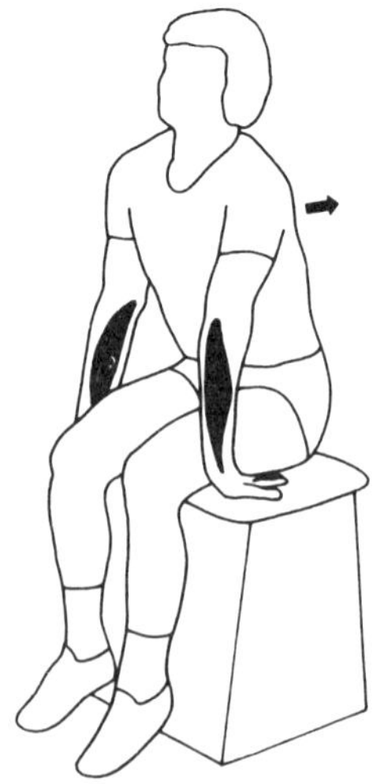

13

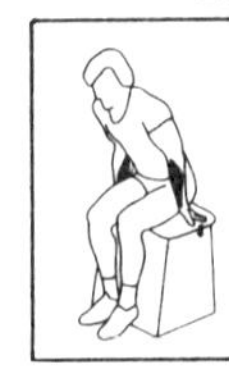

2

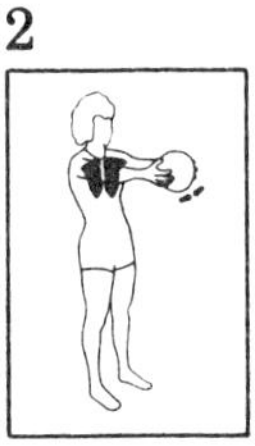

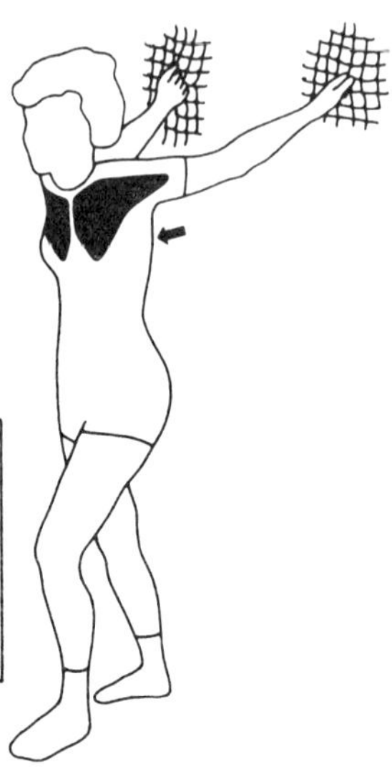

50

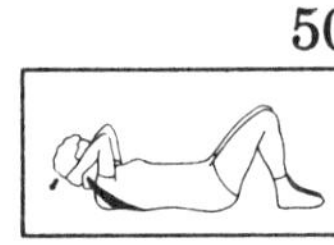

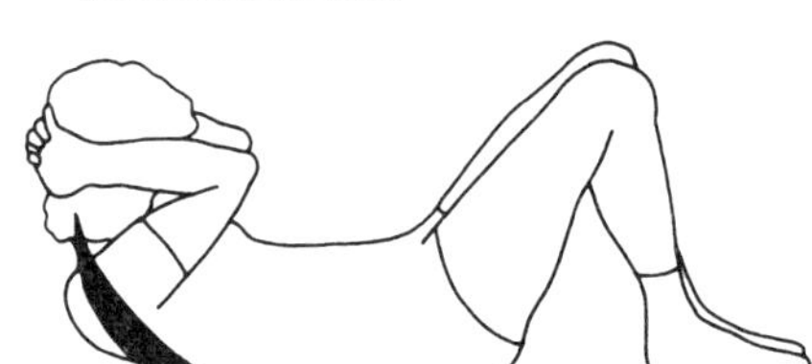

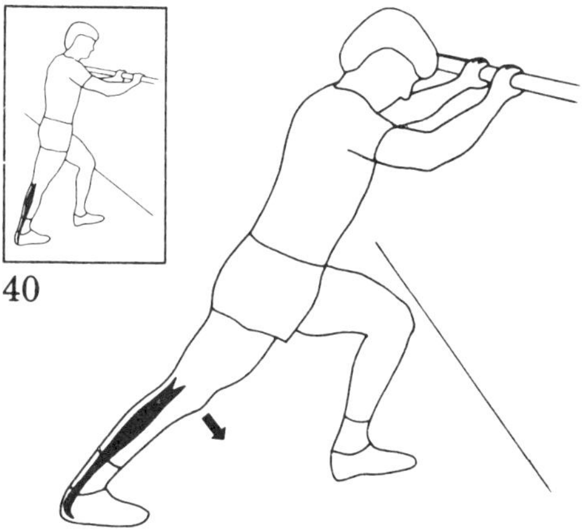
40

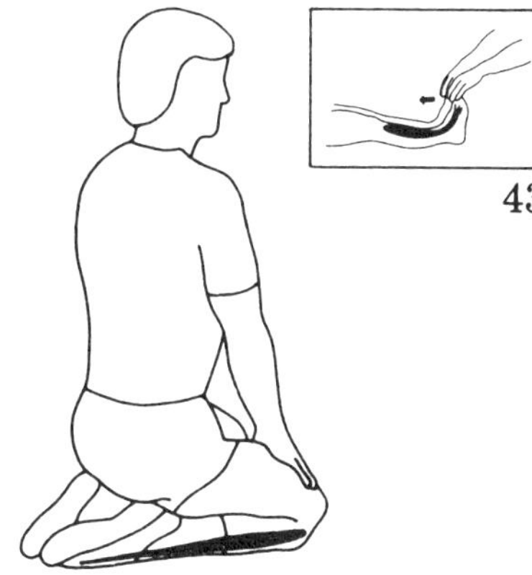
43

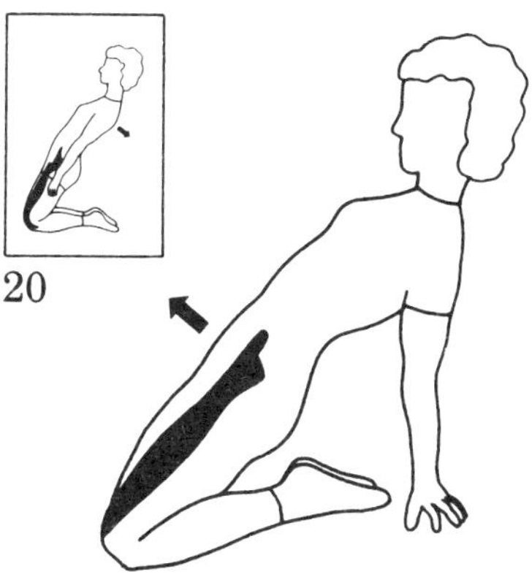
20

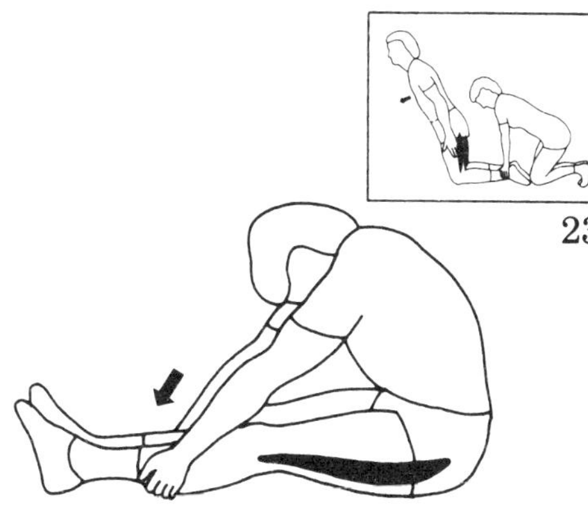
23

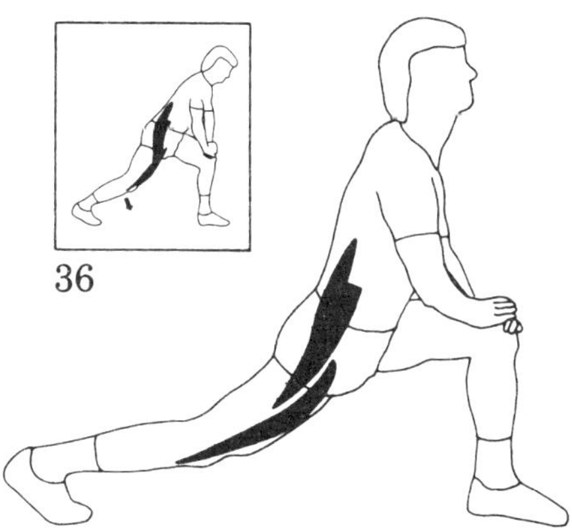
36

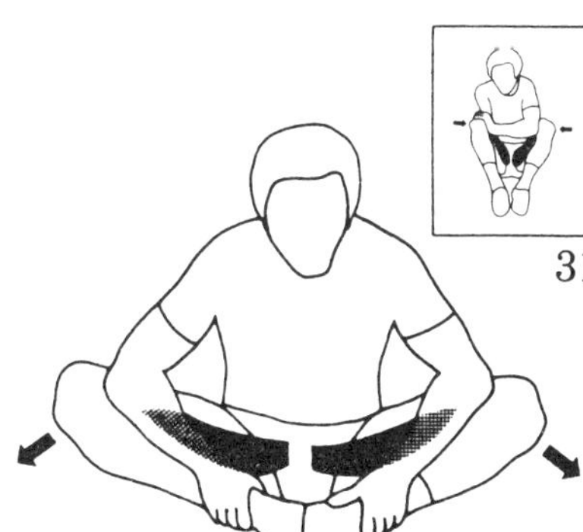
31

Radfahren

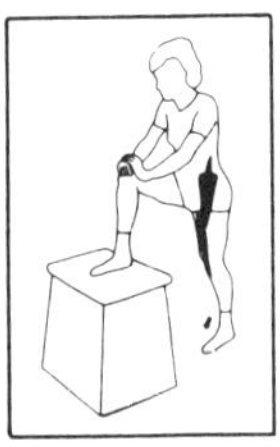

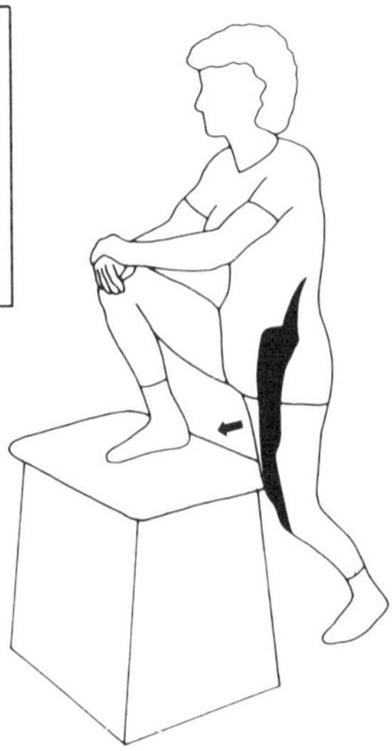

37

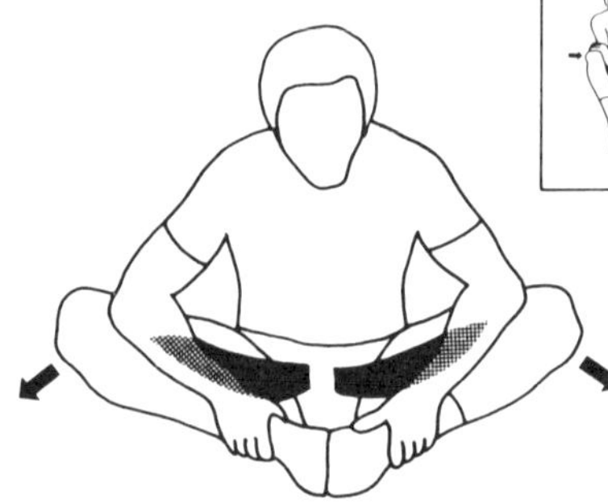

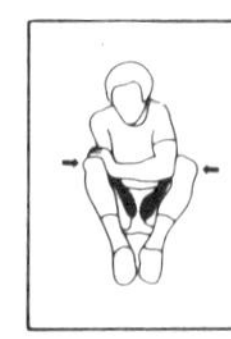

31

30

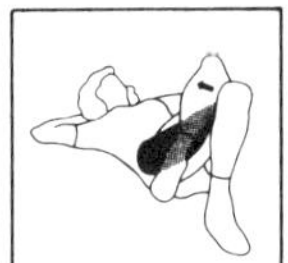

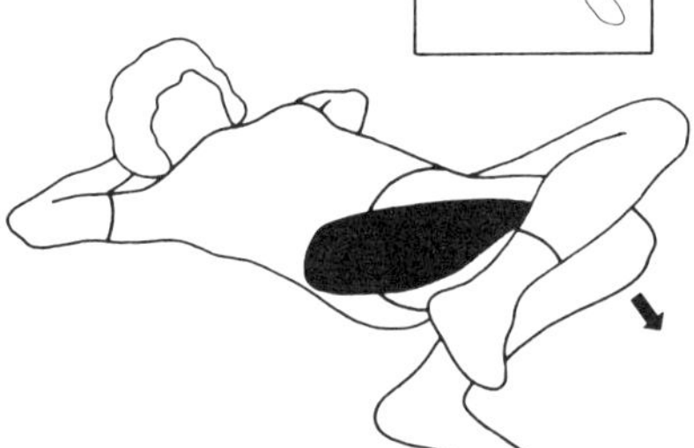

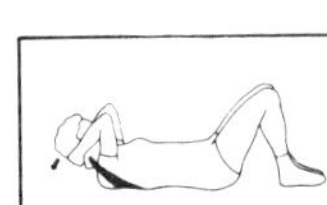

50

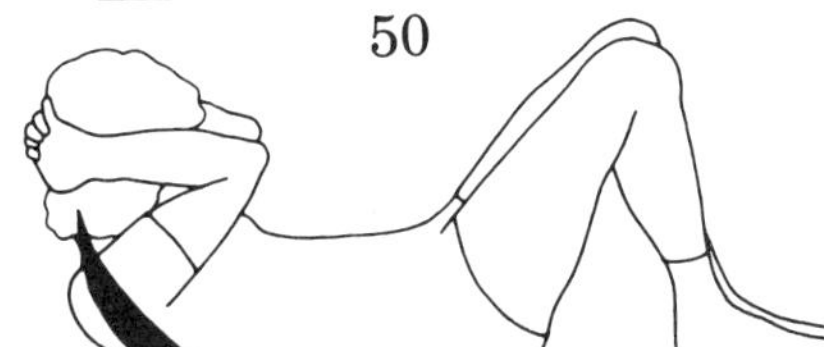

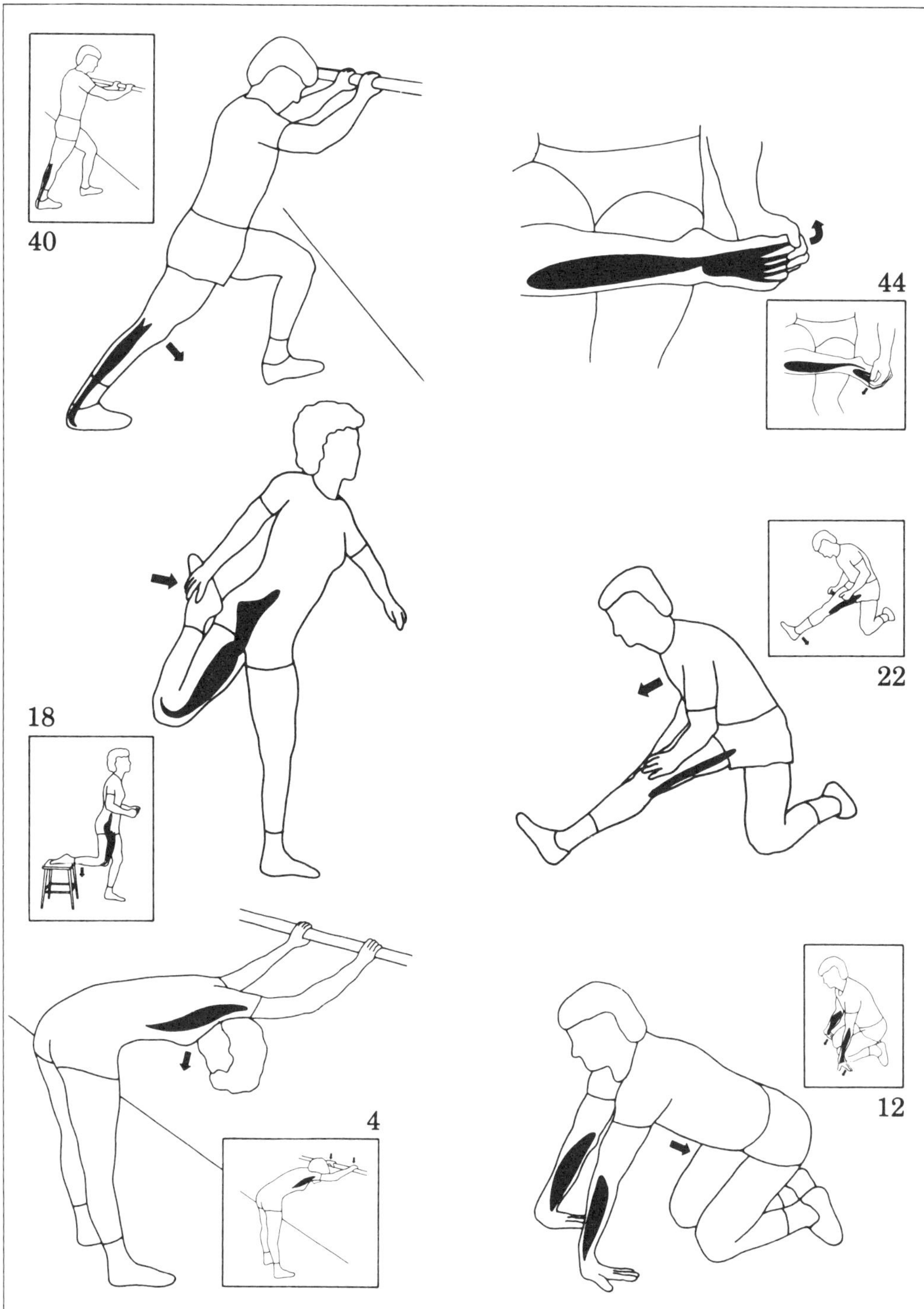
40
44
18
22
4
12

Fußball

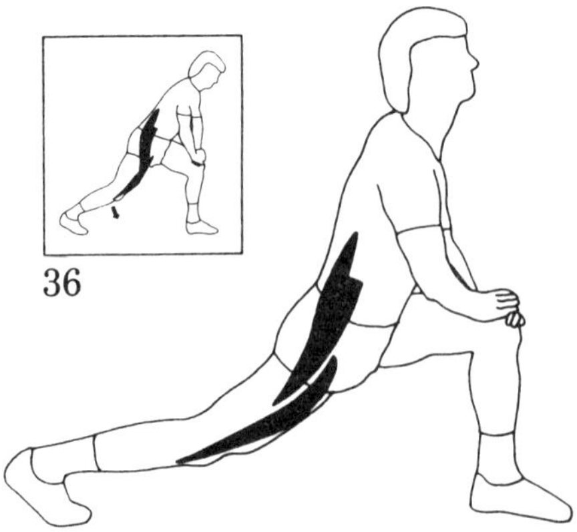

36

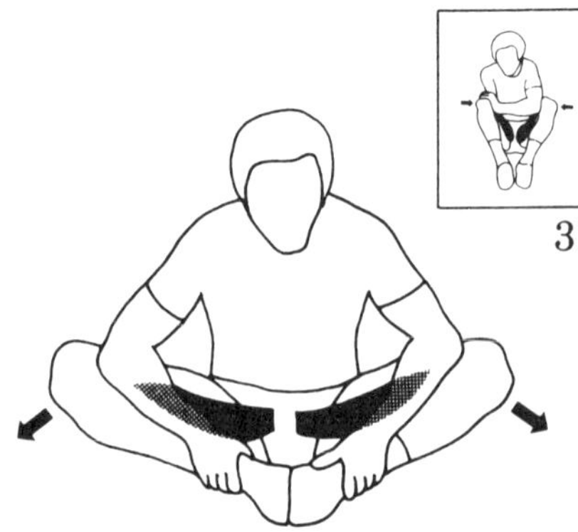

31

53

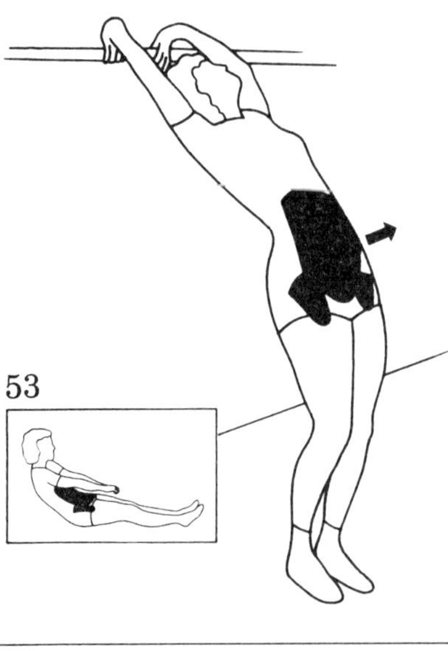

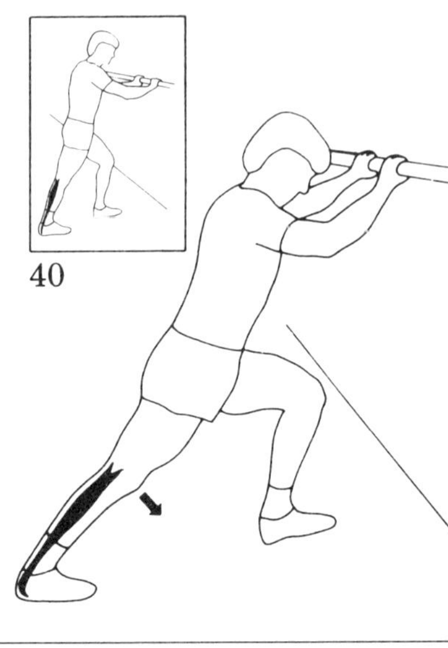

40

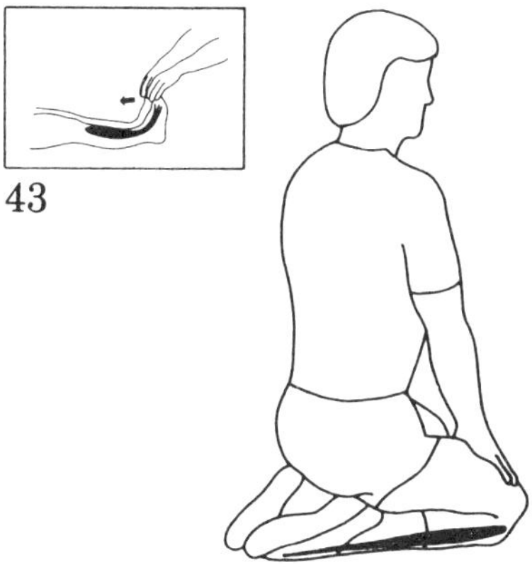

43

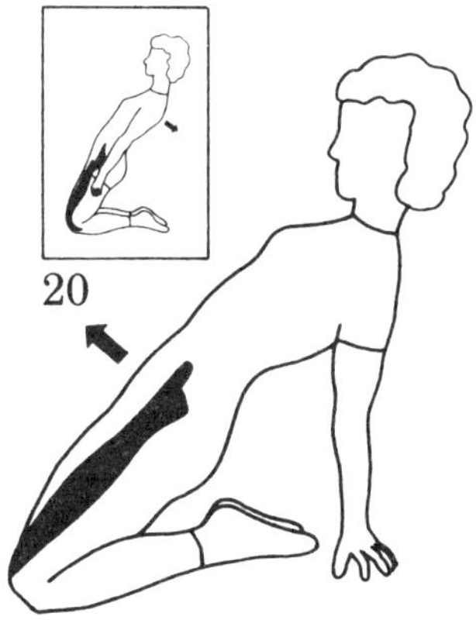

20

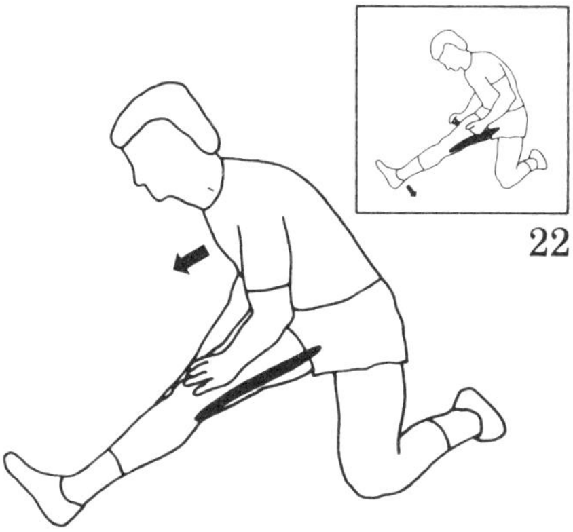

22

50

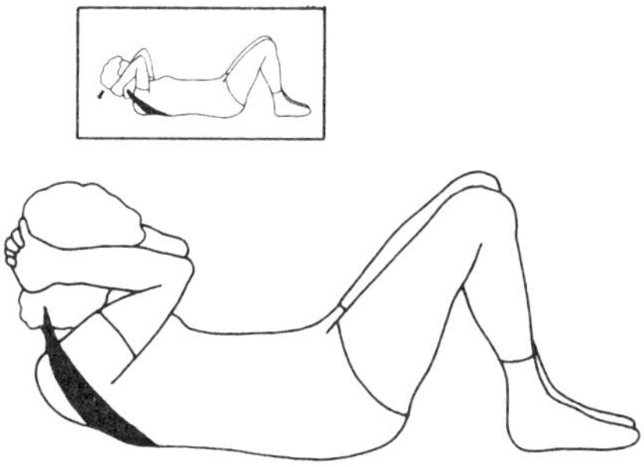

52

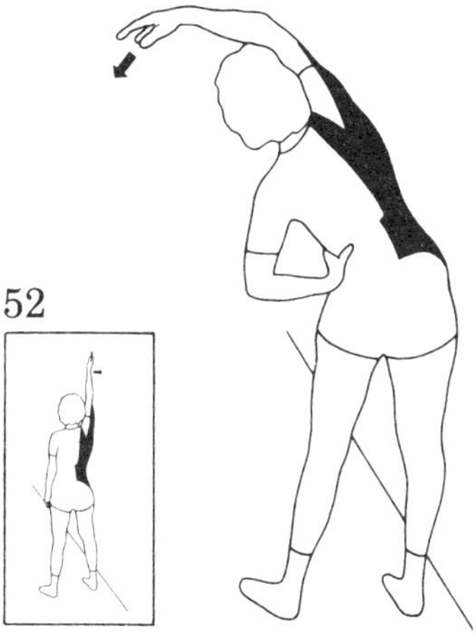

46

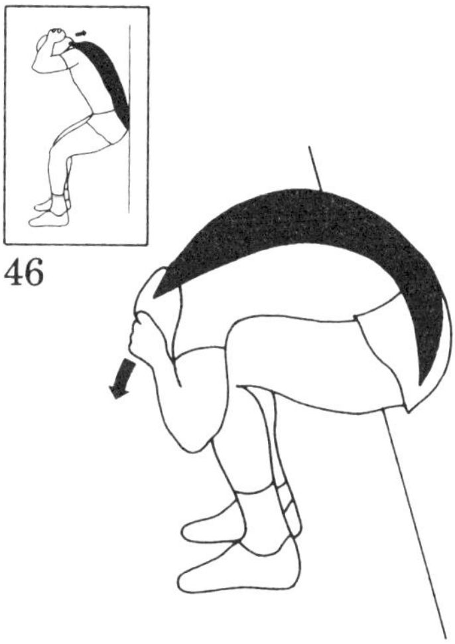

Eishockey

(Bandy)

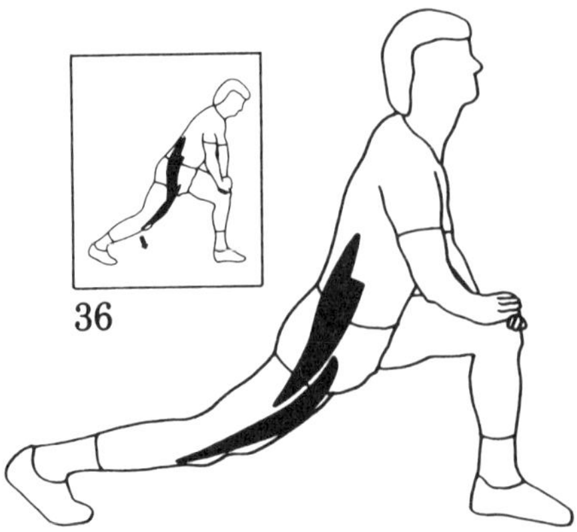

36

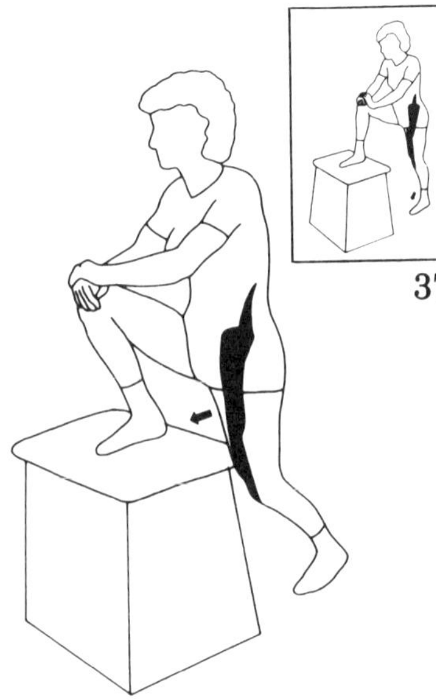

37

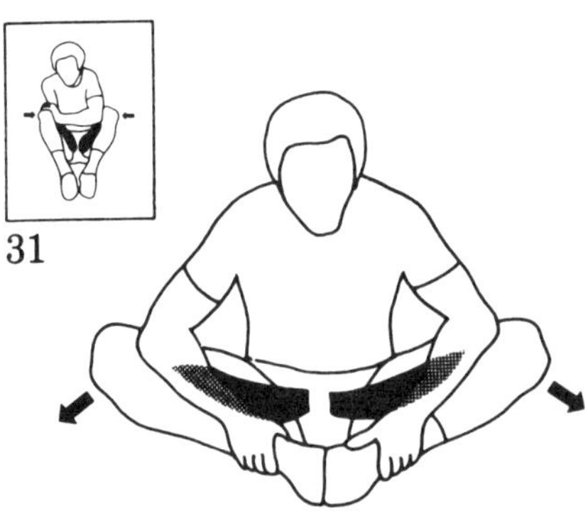

31

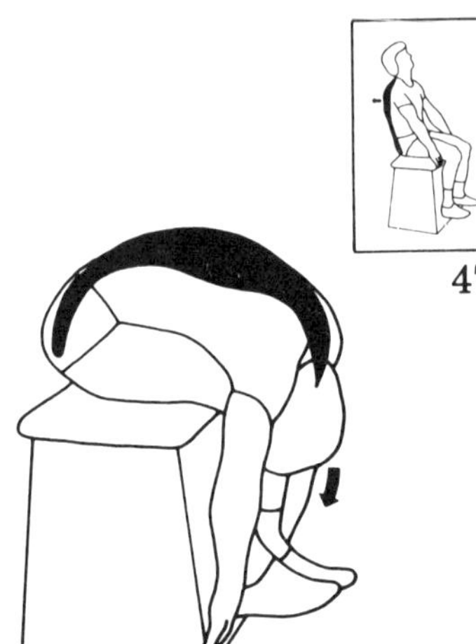

47

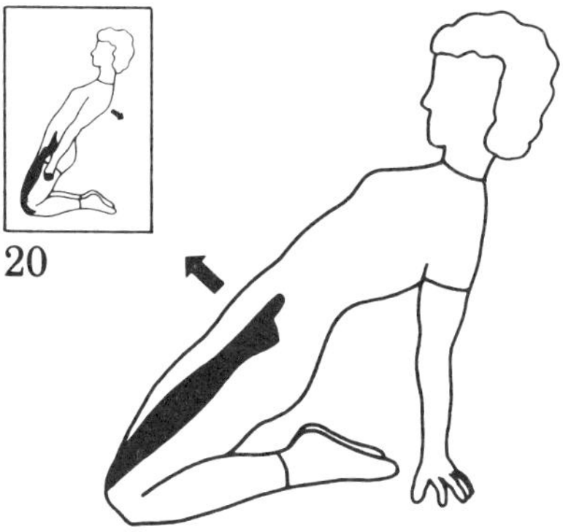
20

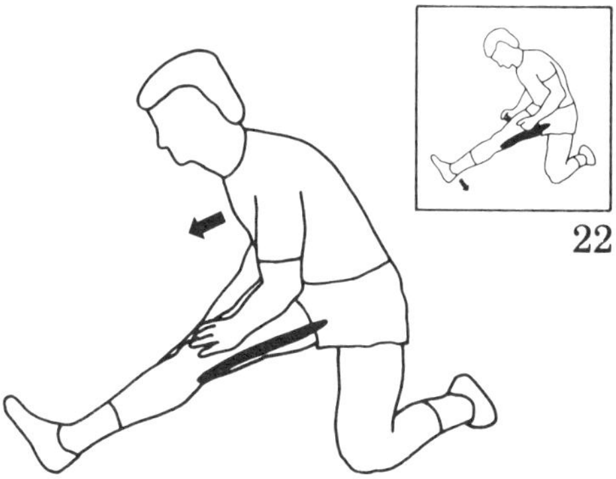
22

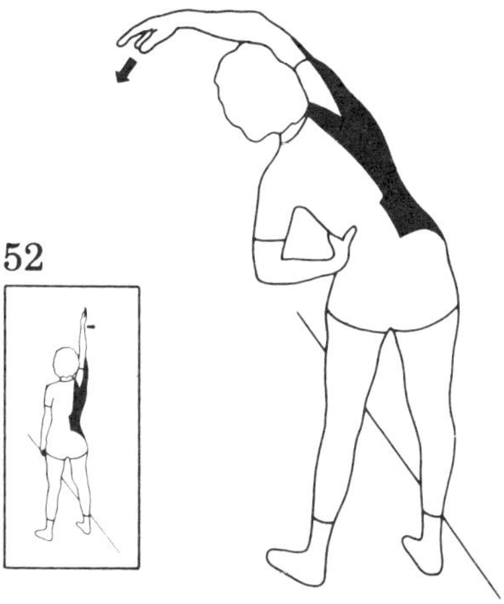
52

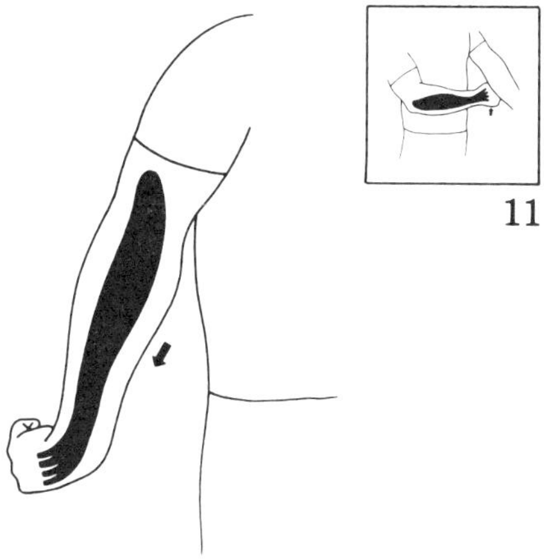
11

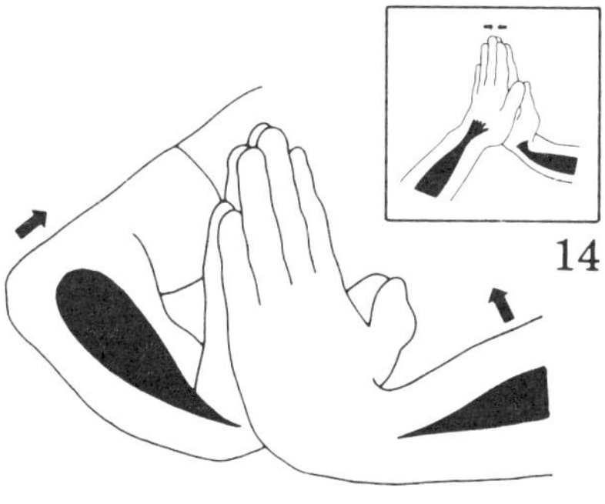
14

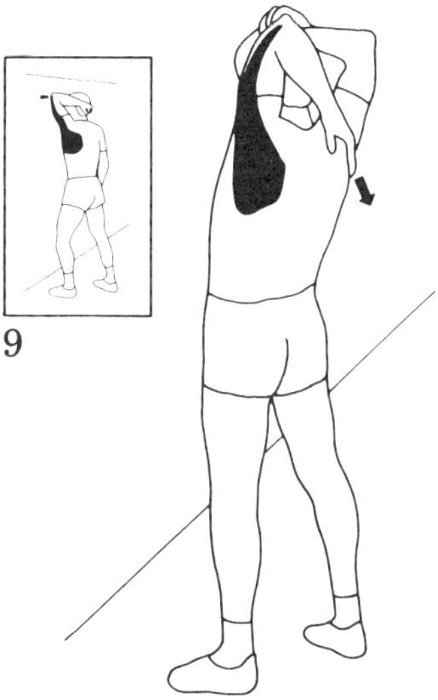
9

Handball

2

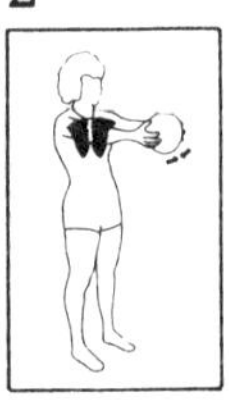

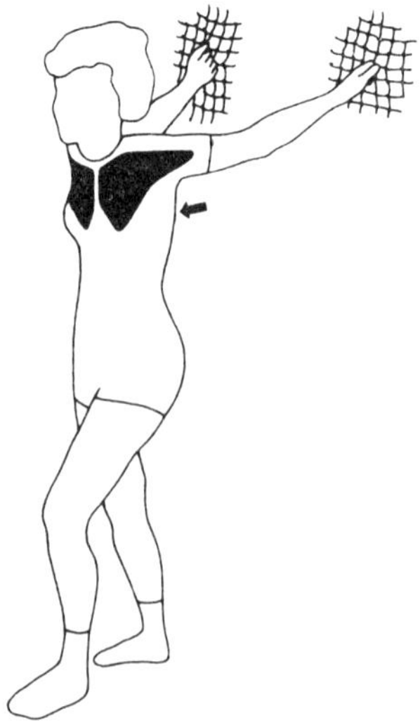

10

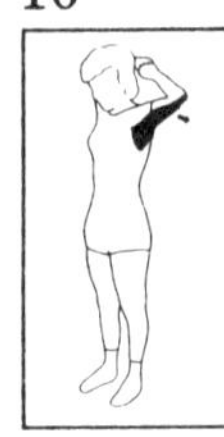

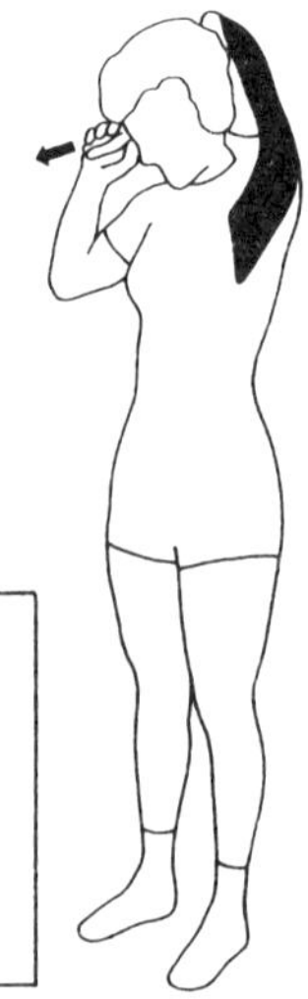

12

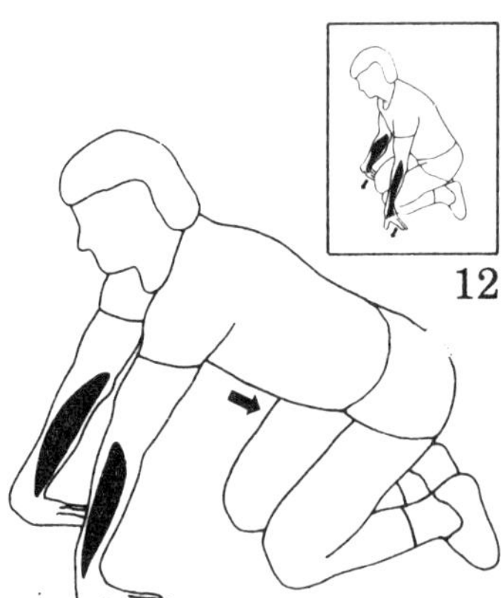

53

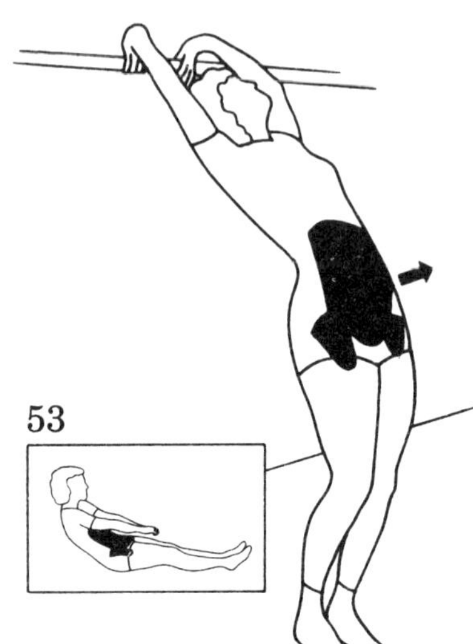

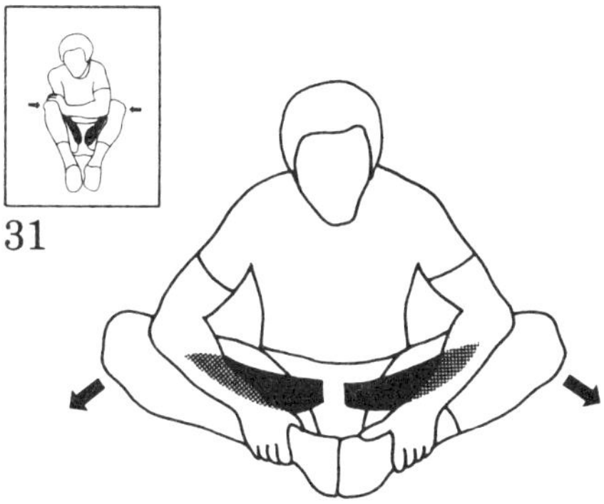

31

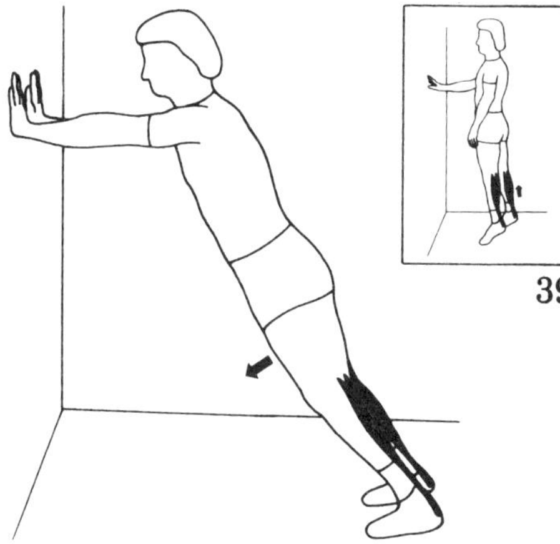

39

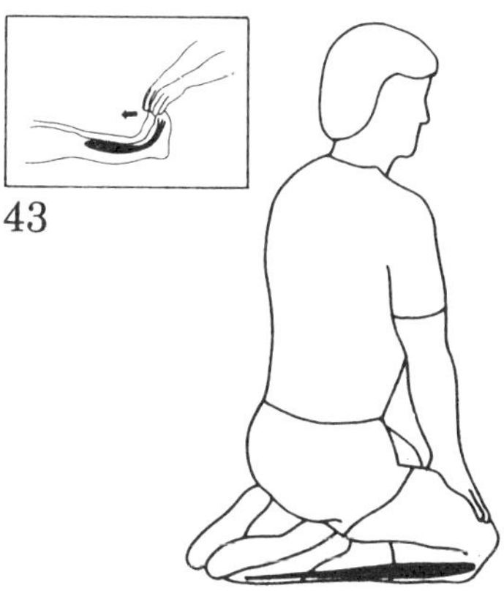

43

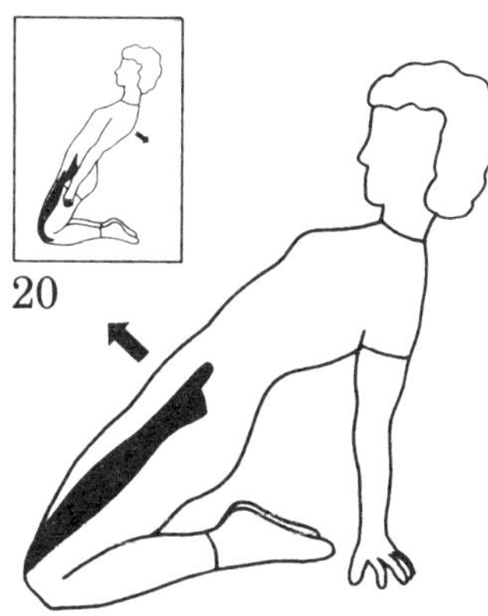

20

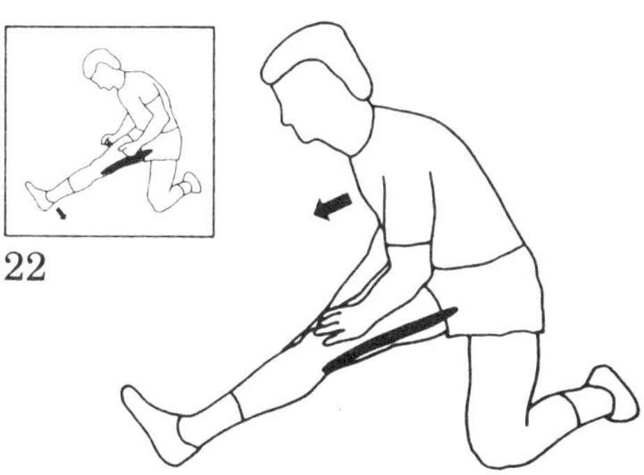

22

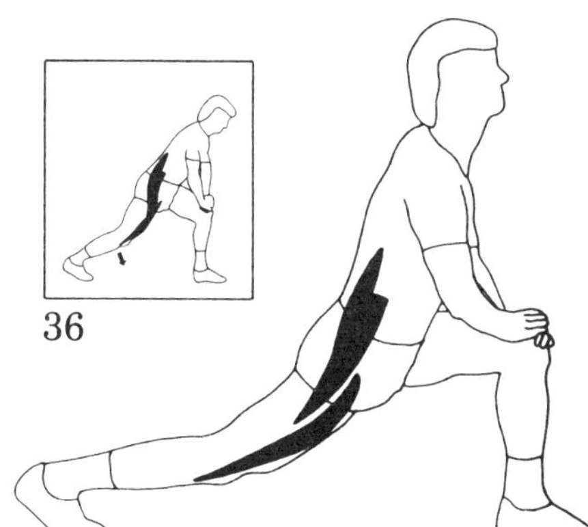

36

Tennis

Spezialübung für Tennis:
Das Racket in Trefferposition: Muskelanspannung-Stretch

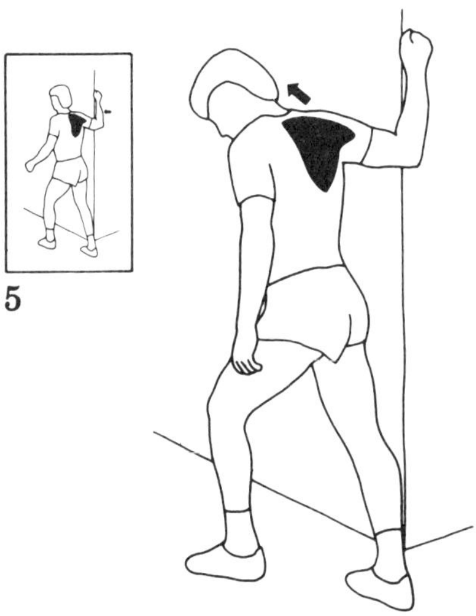

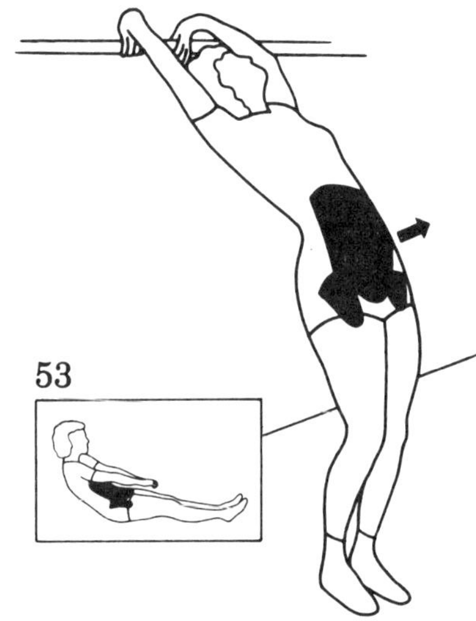

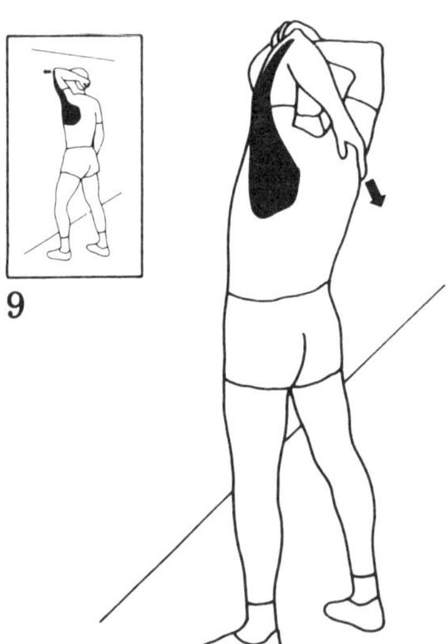

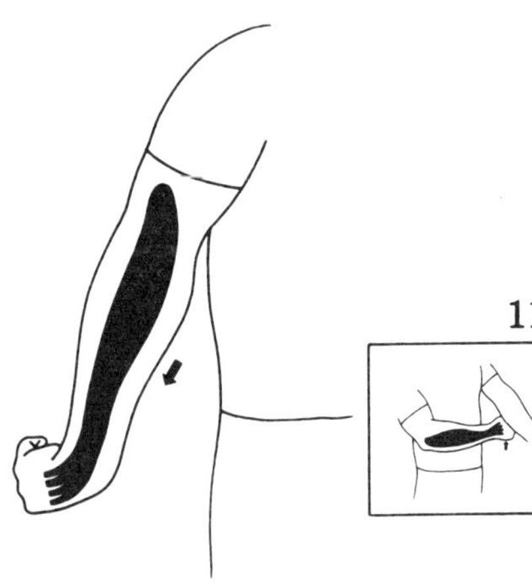

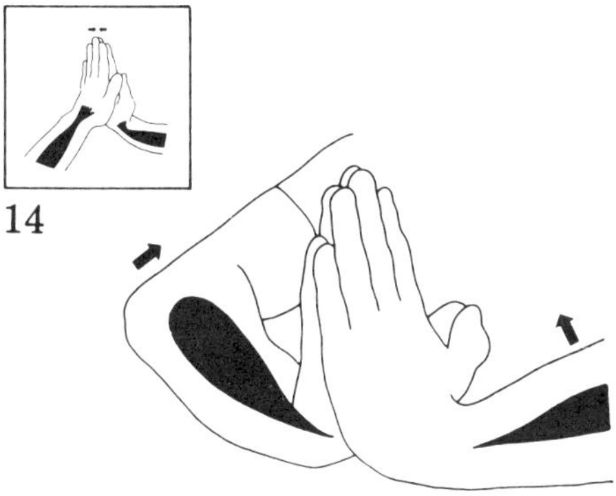
14

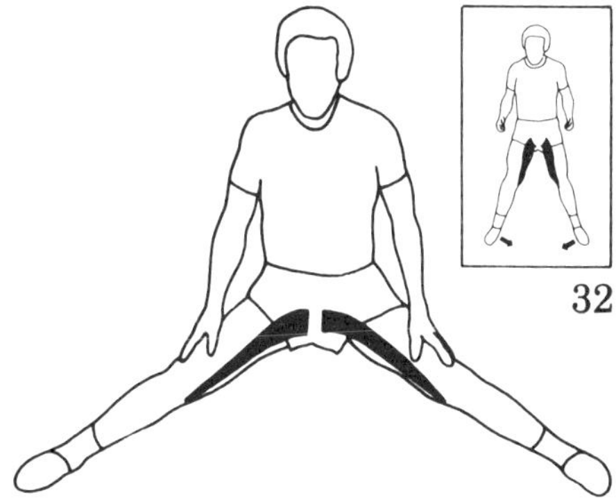
32

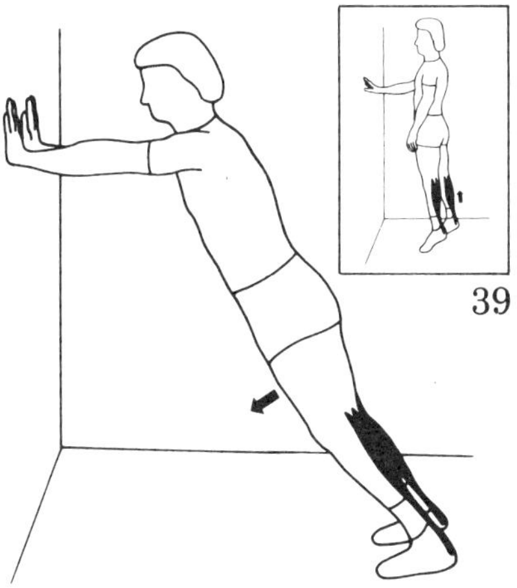
39

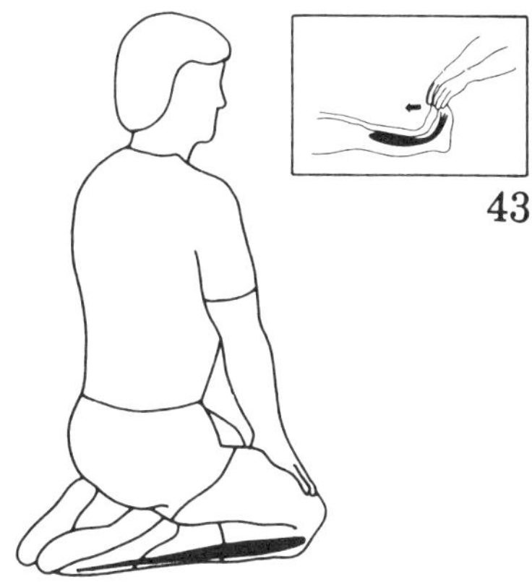
43

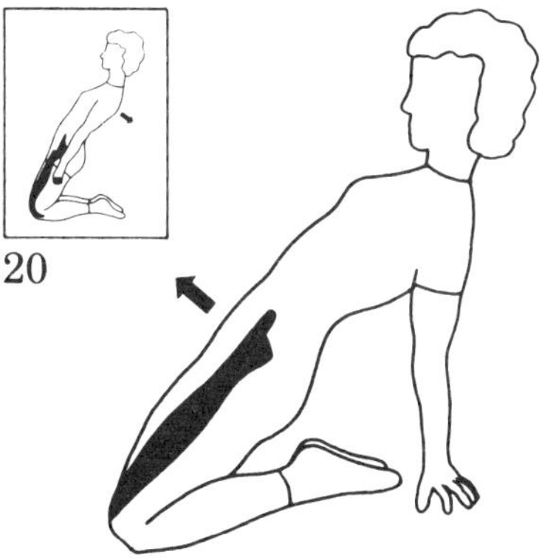
20

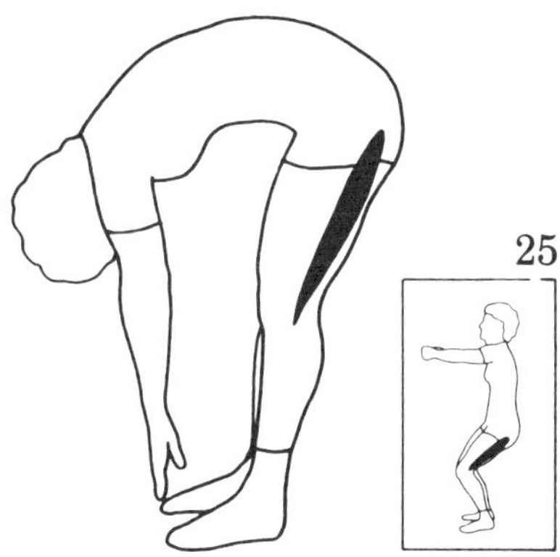
25

Badminton, Squash

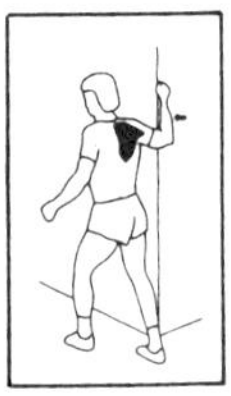

5

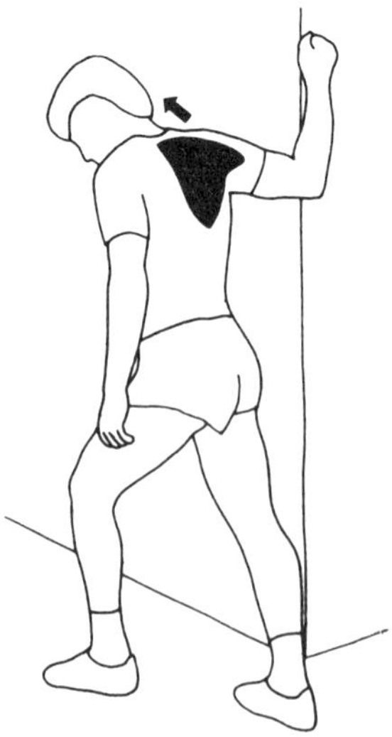

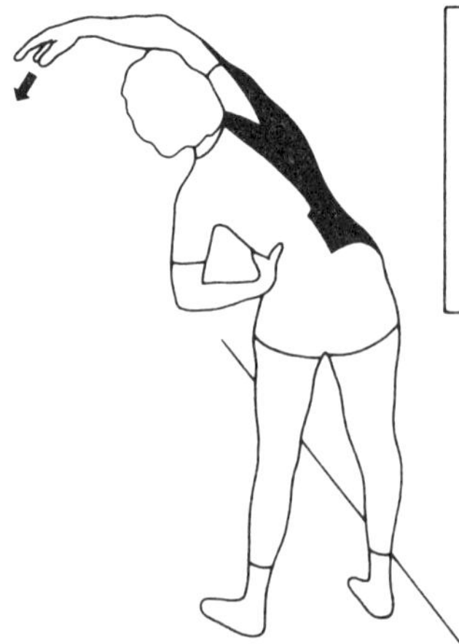

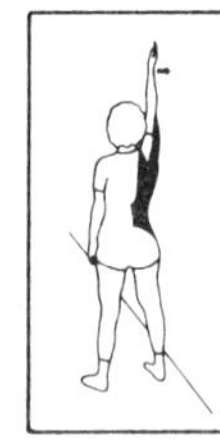

52

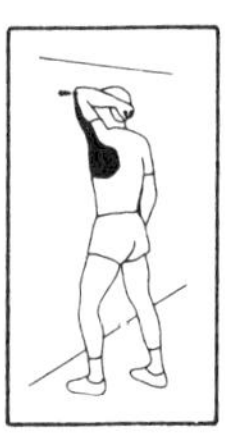

9

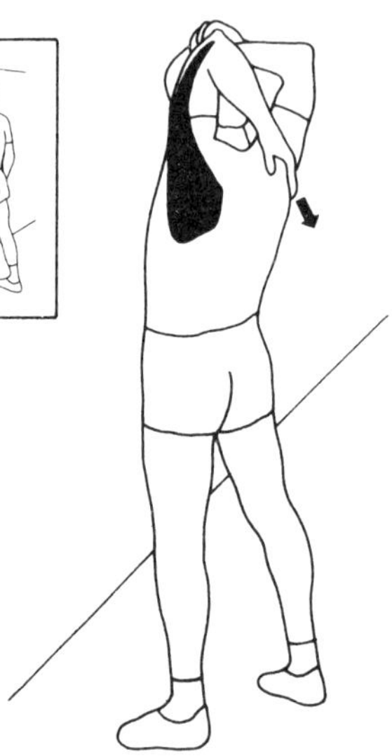

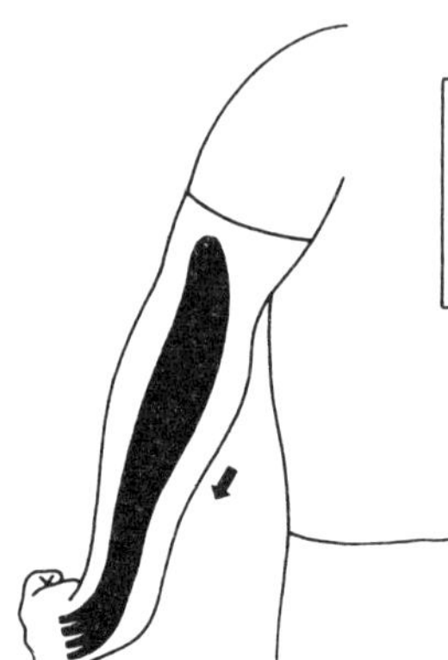

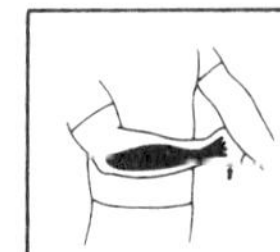

11

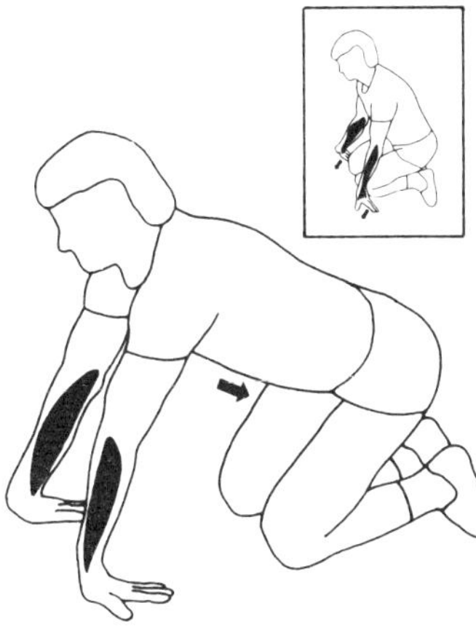

12

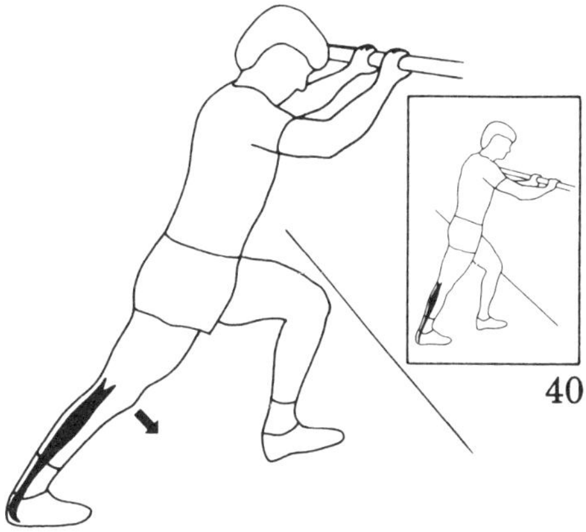

40

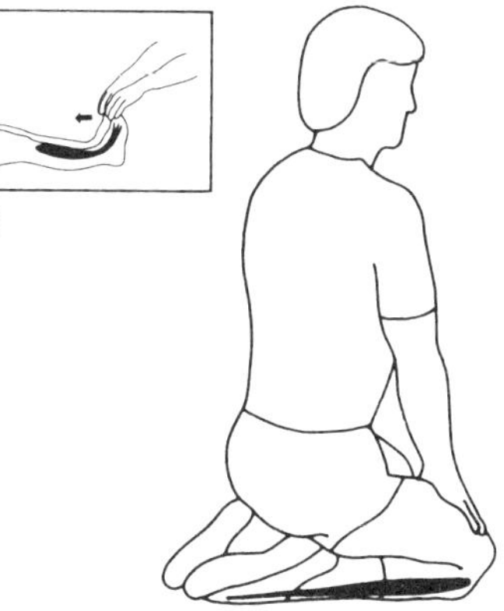

43

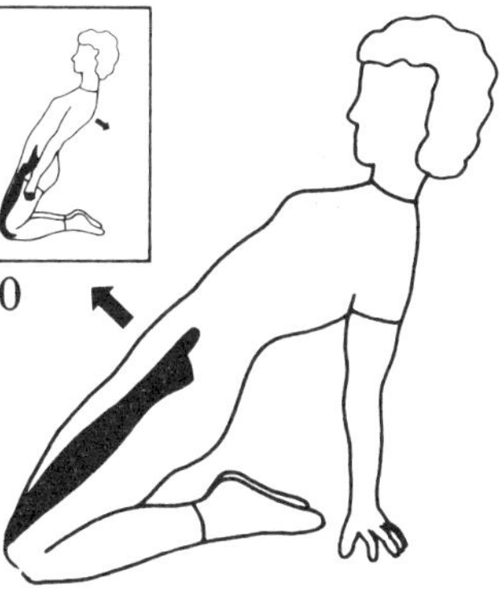

20

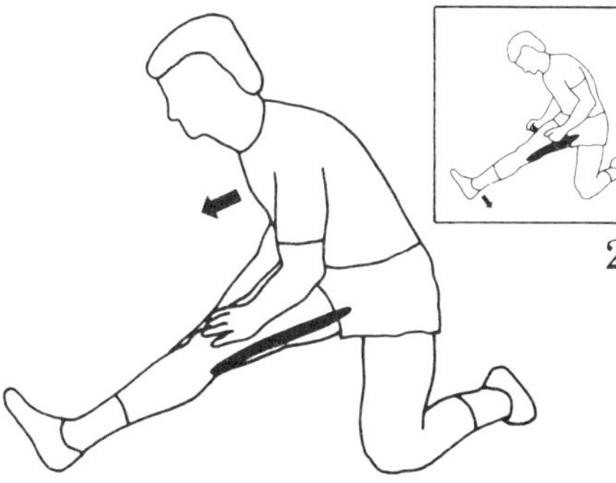

22

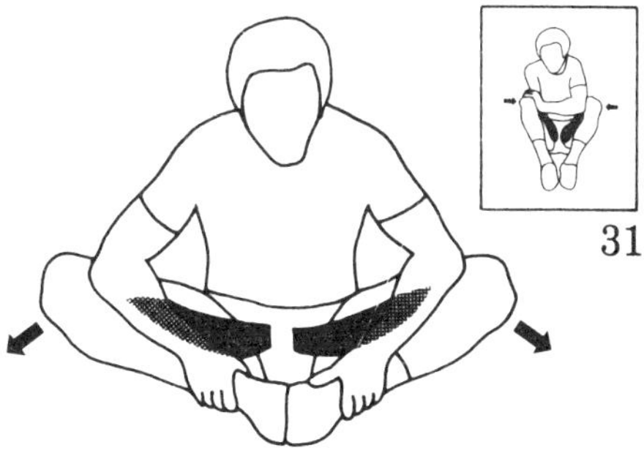

31

Volleyball

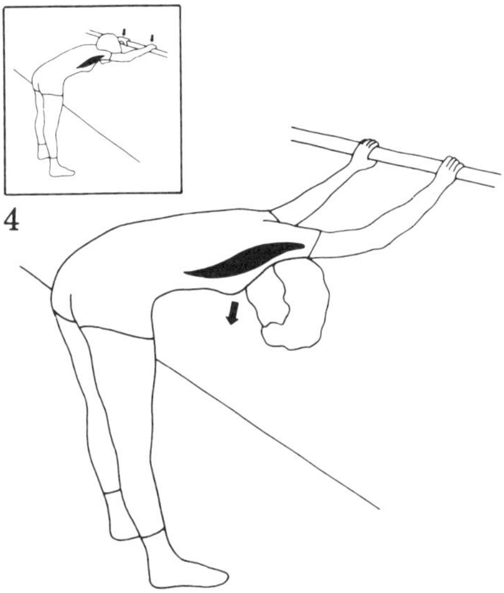

4

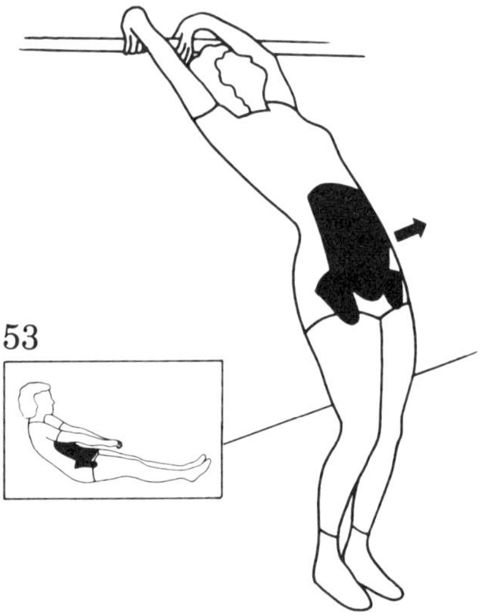

53

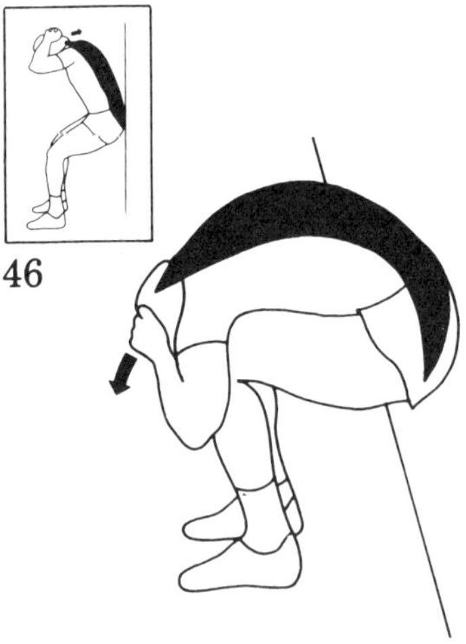

46

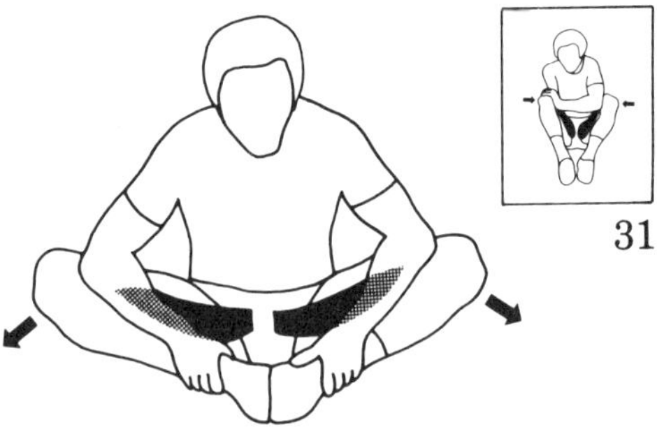

31

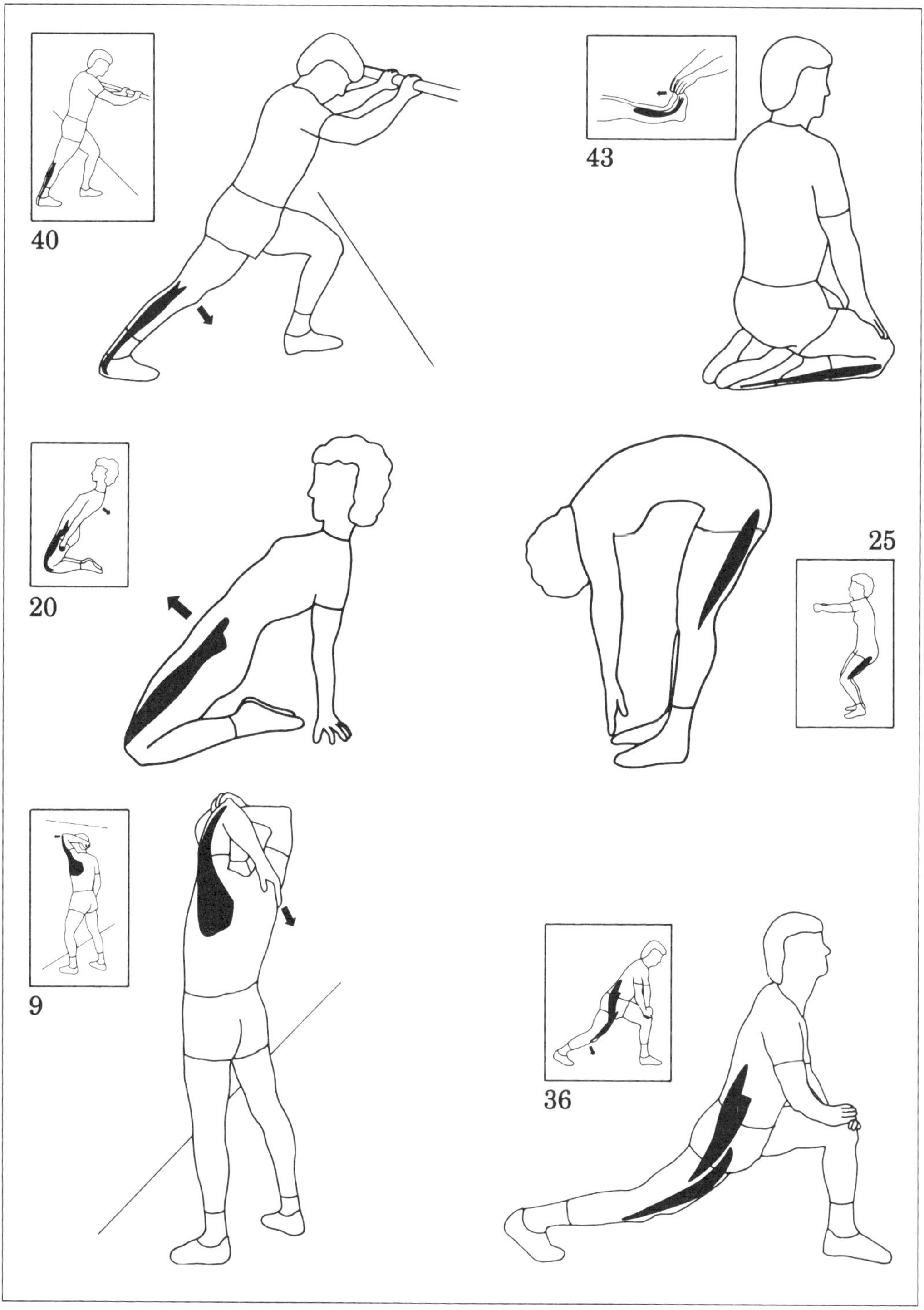
40
43
20
25
9
36

Basketball

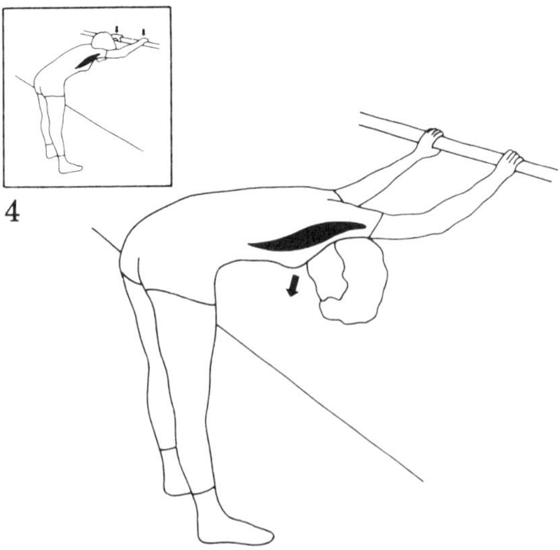

4

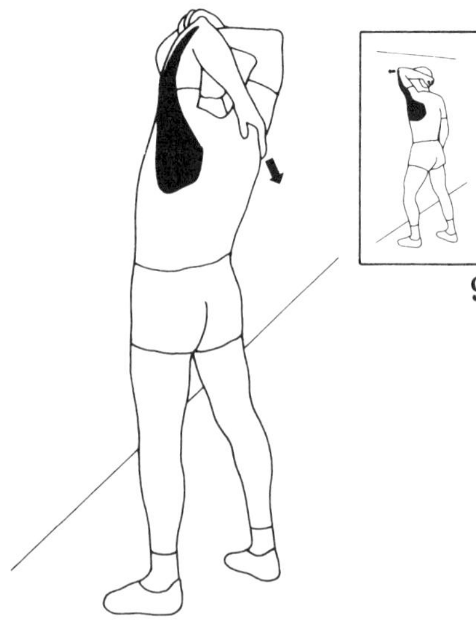

9

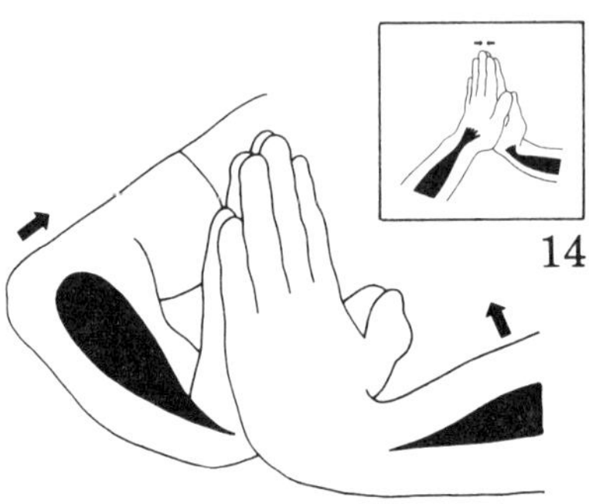

14

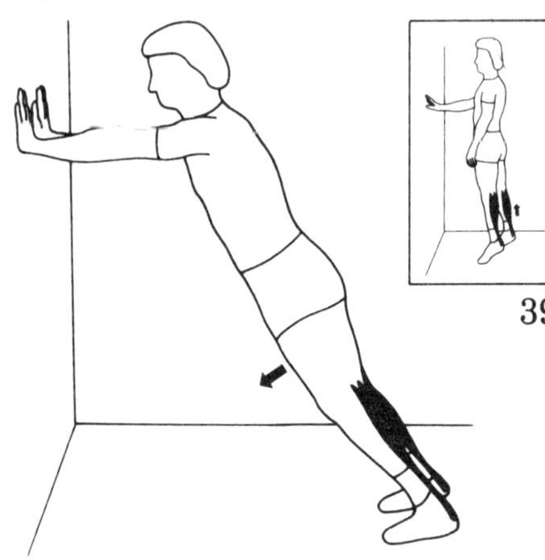

39

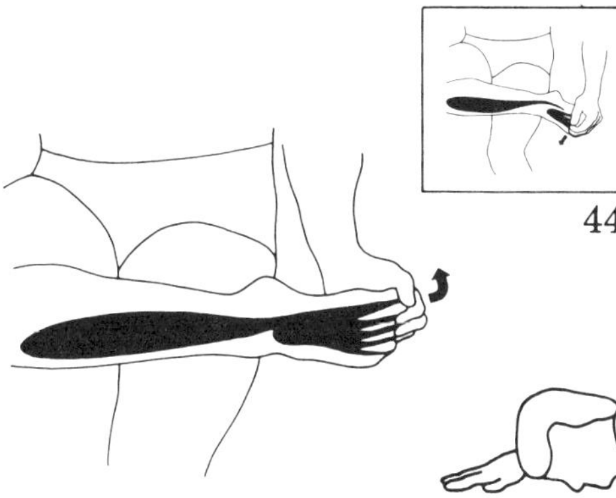

44

19

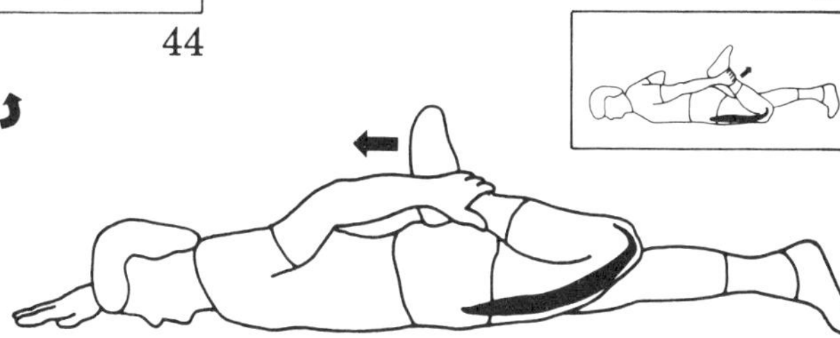

25

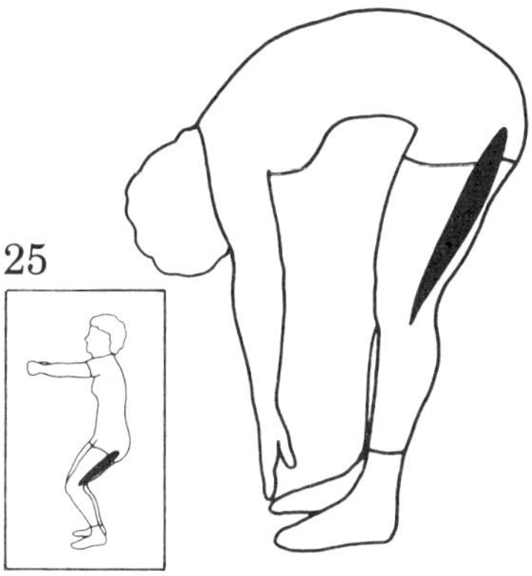

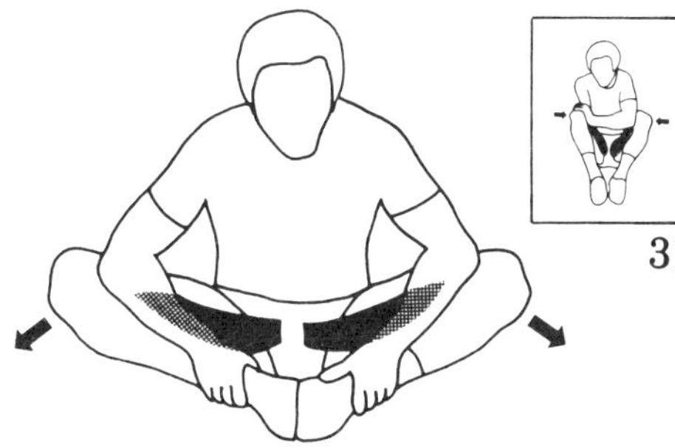

31

50

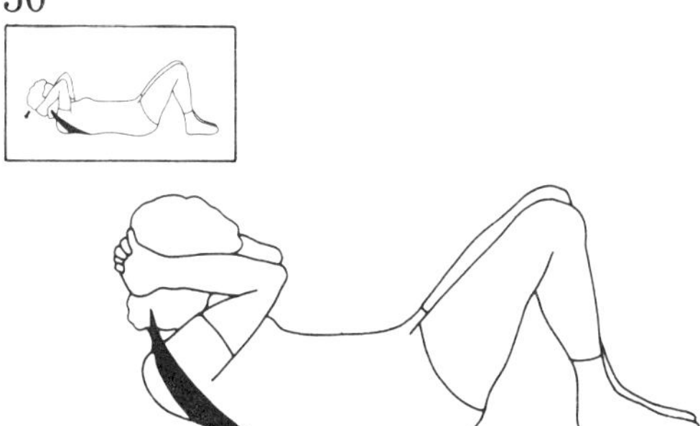

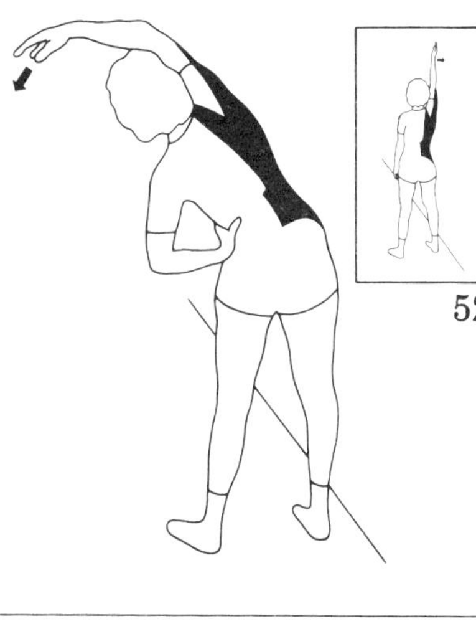

52

Golf

Spezialübung für Golf:
Hochgehakter Schläger in Trefferposition: Muskelanspannung-Stretch

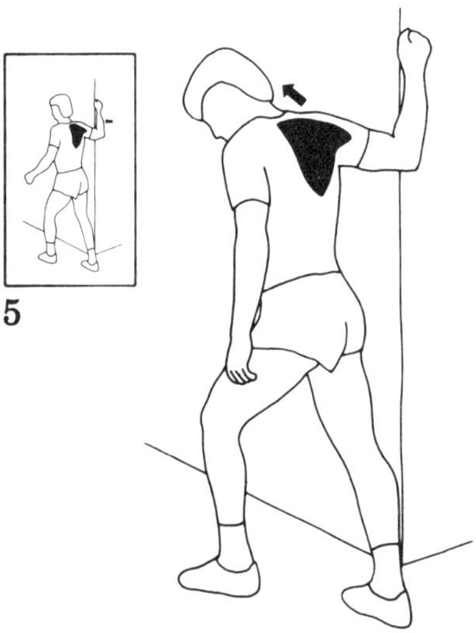
5

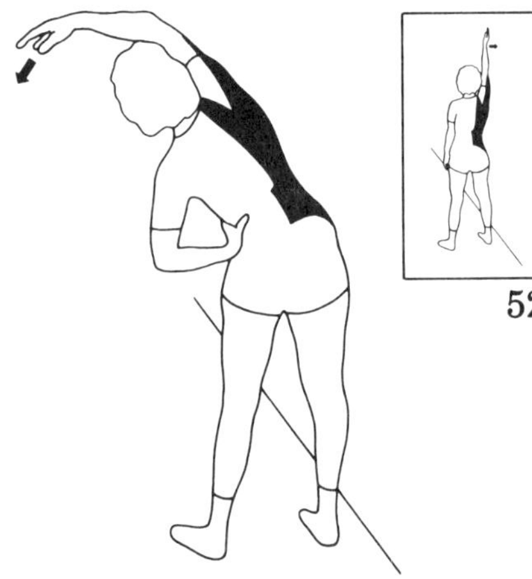
52

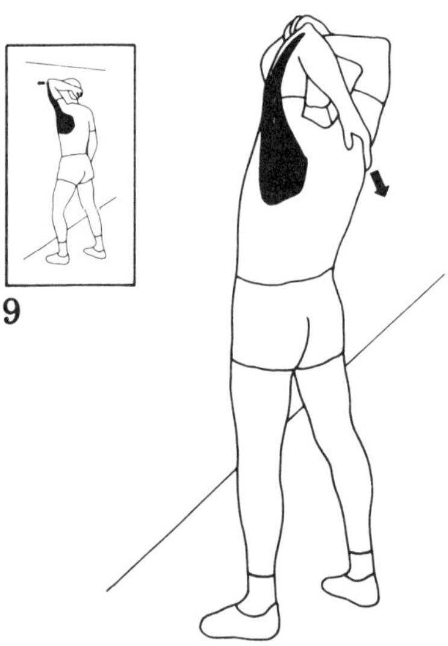
9

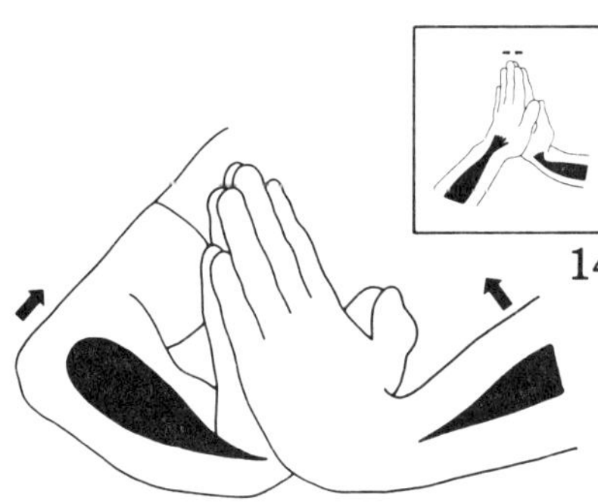
14

32

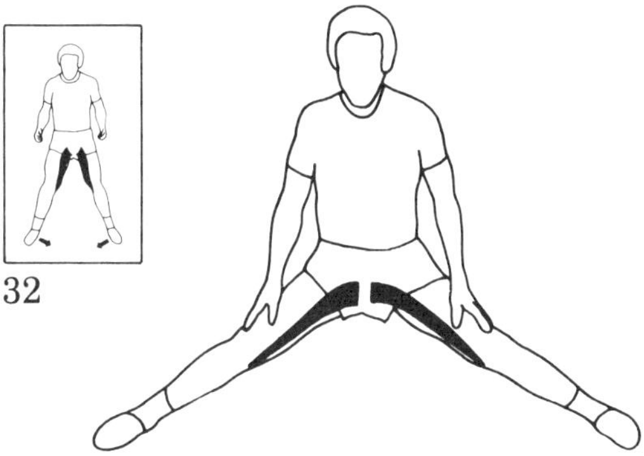

17

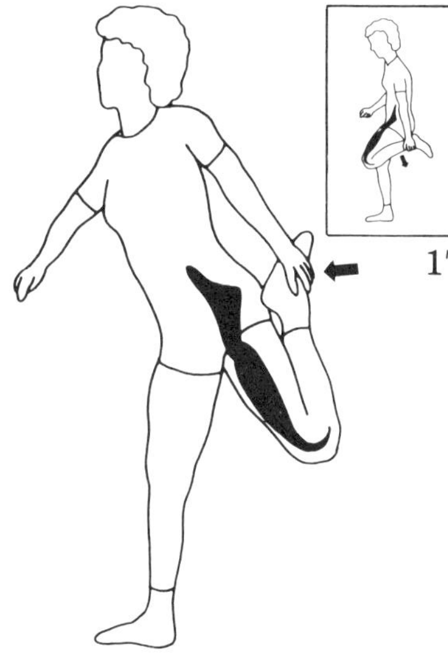

25

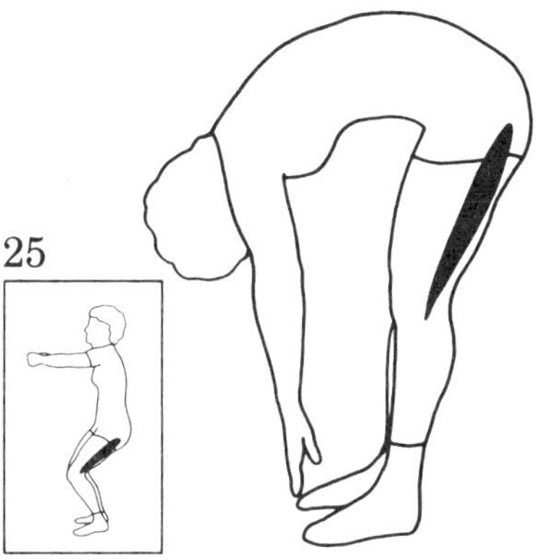

8

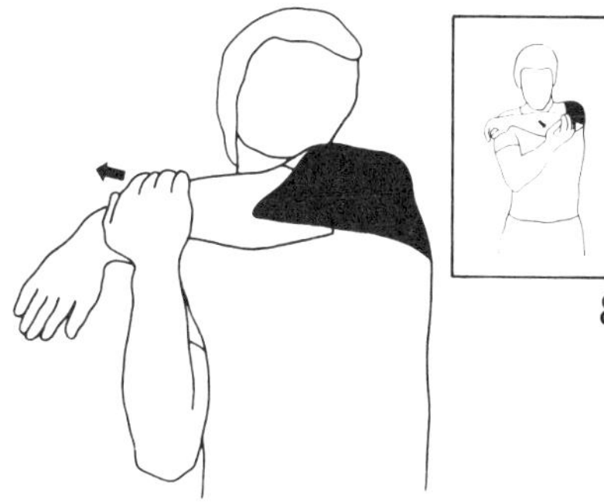

46

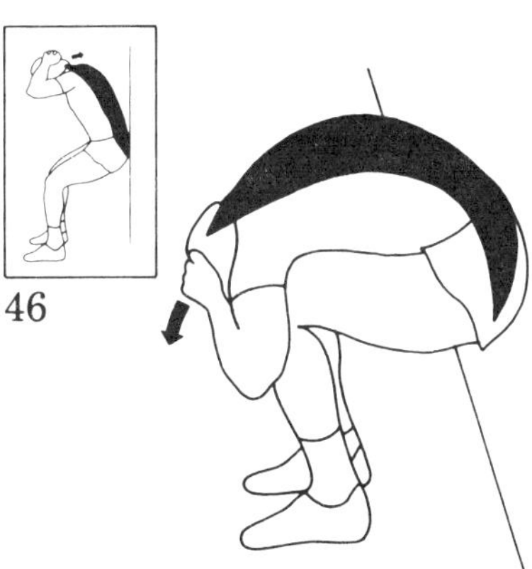

39

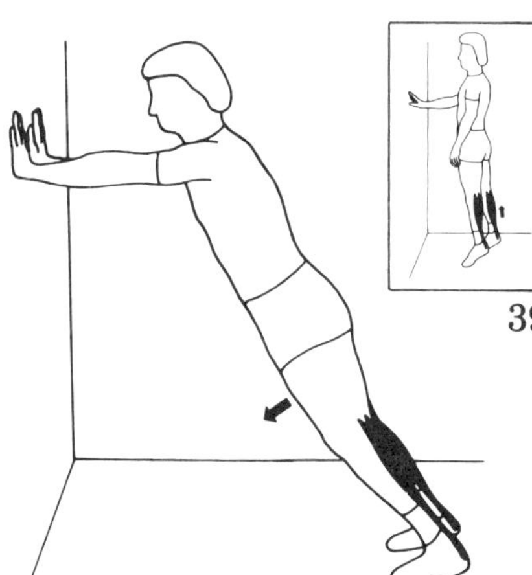

Gewichtheben

(Bodybuilding)

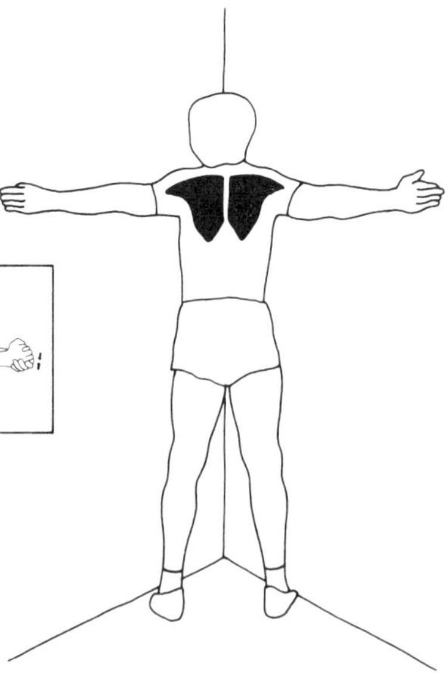

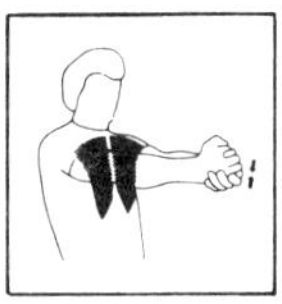

3

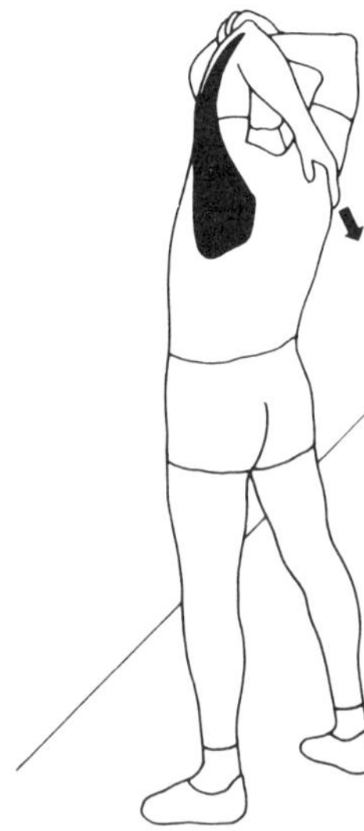

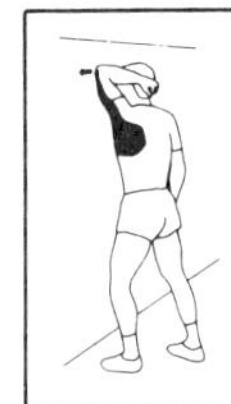

9

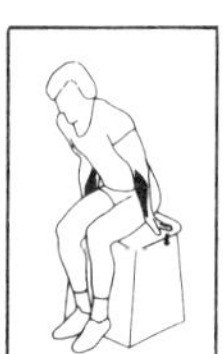

13

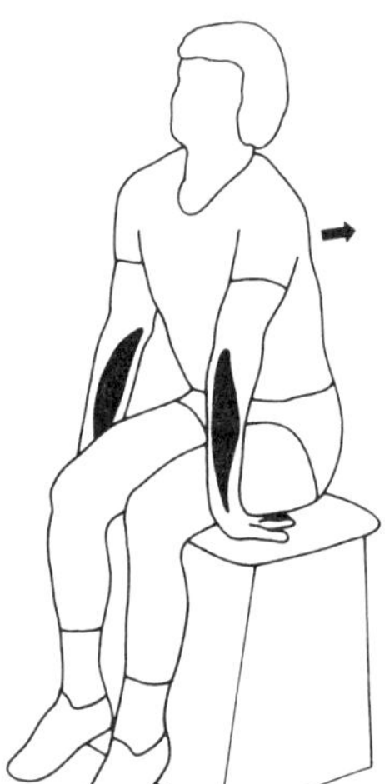

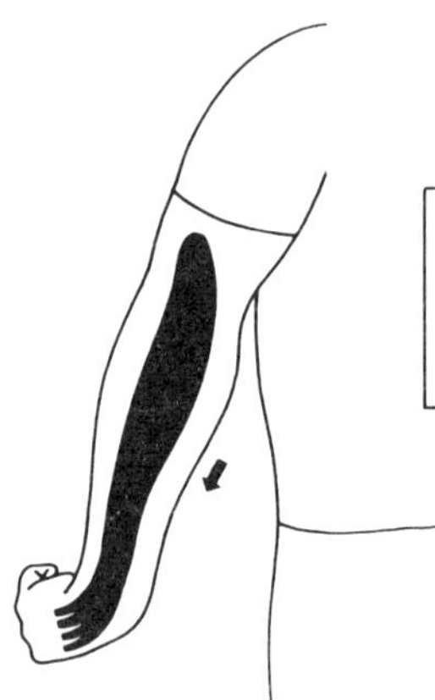

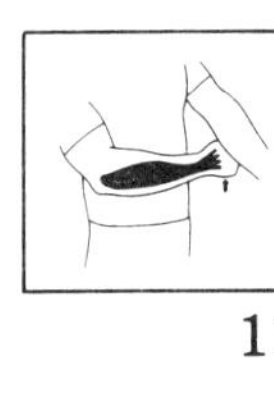

11

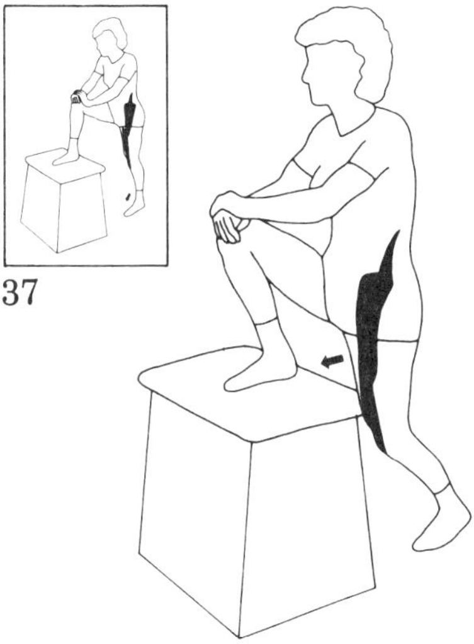

37

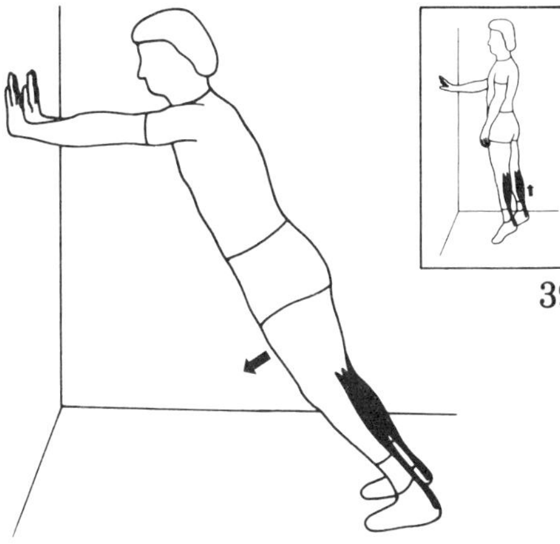

39

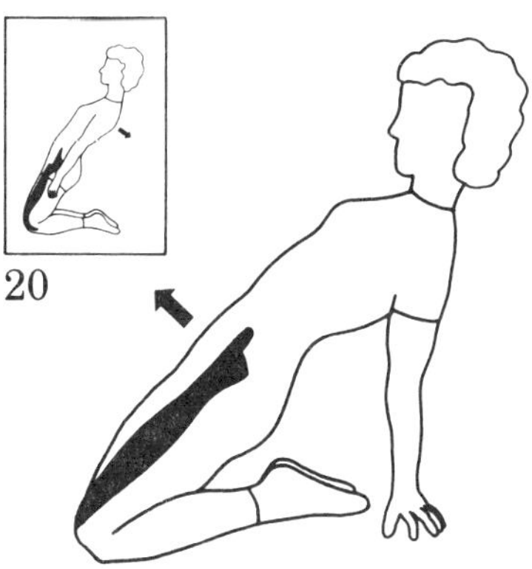

20

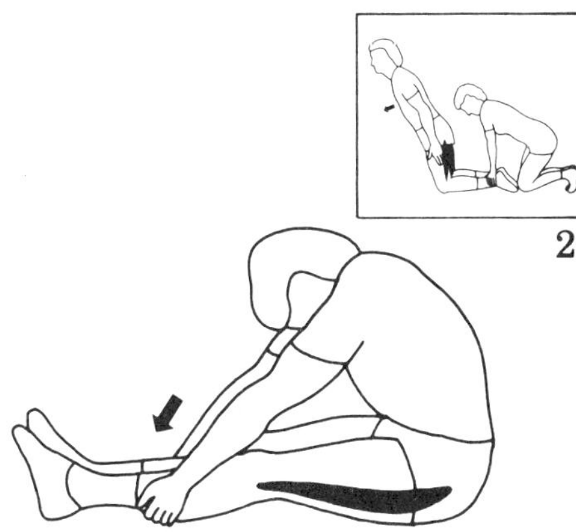

23

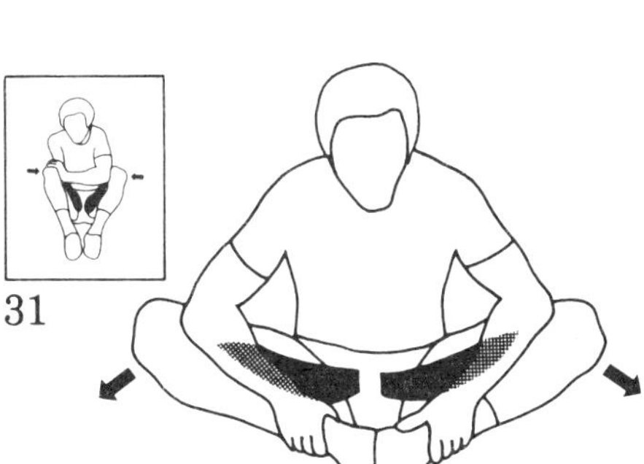

31

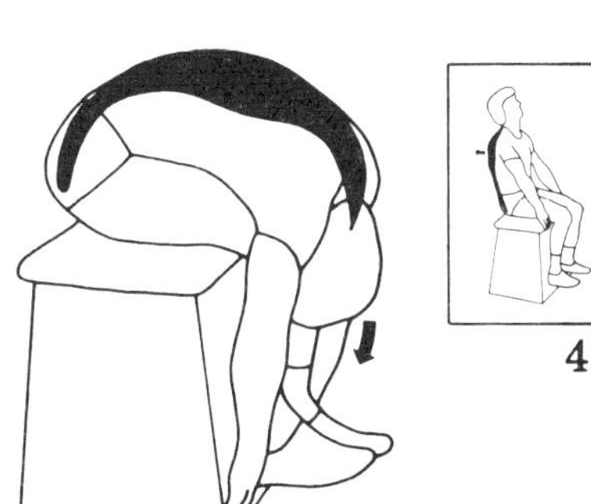

47

Ringen

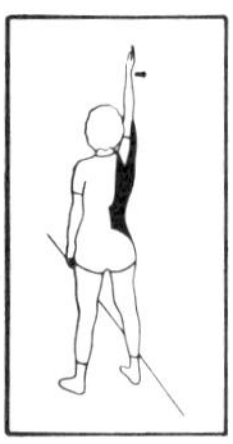
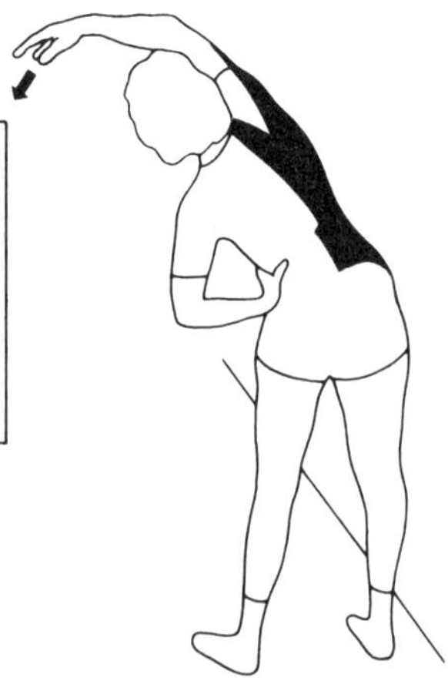

52

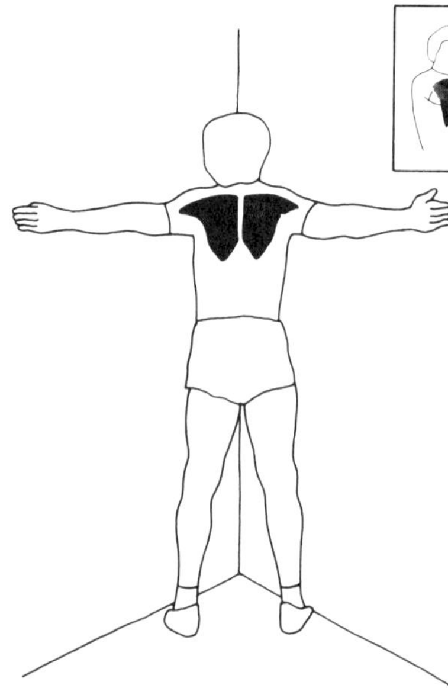
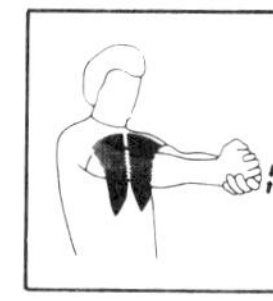

3

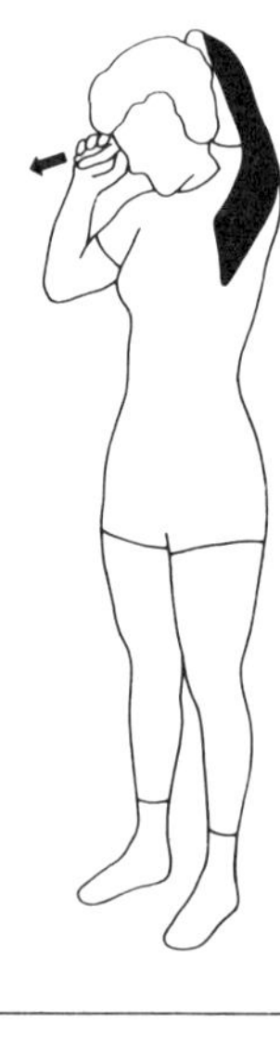
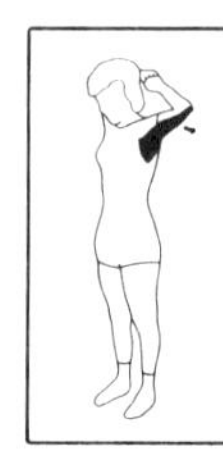

10

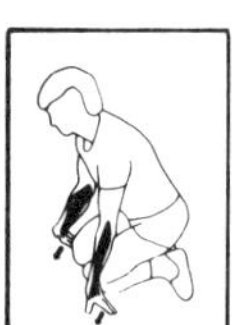
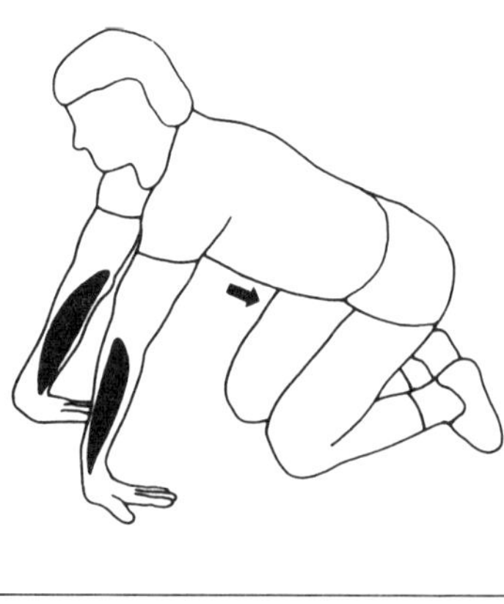

12

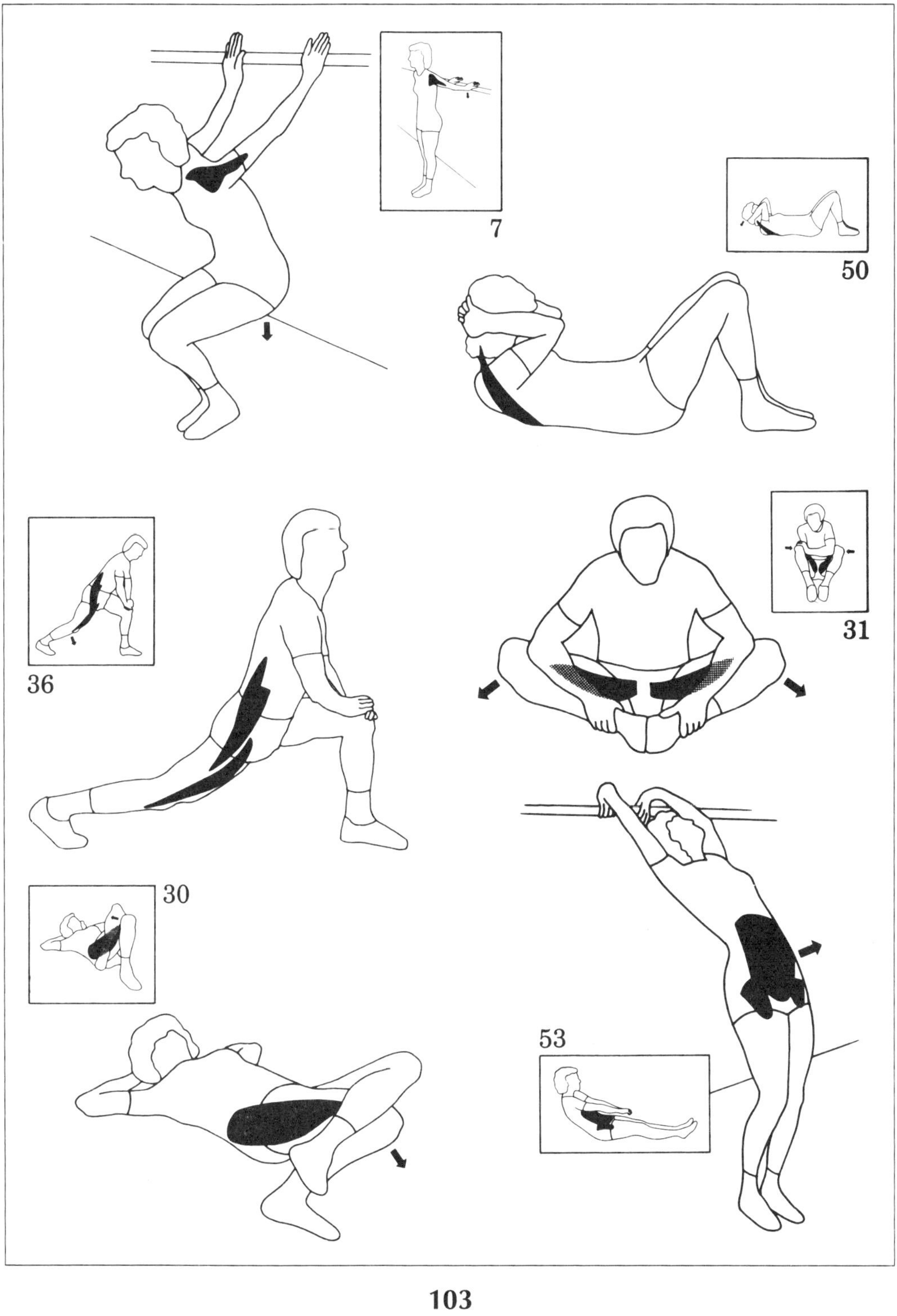
7
50
36
31
30
53

Bowling

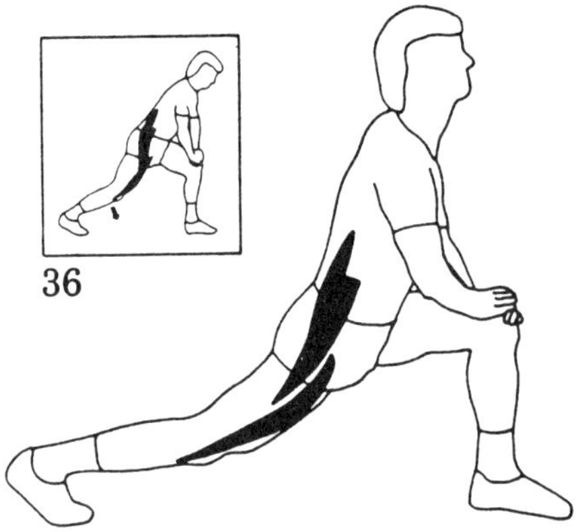

36

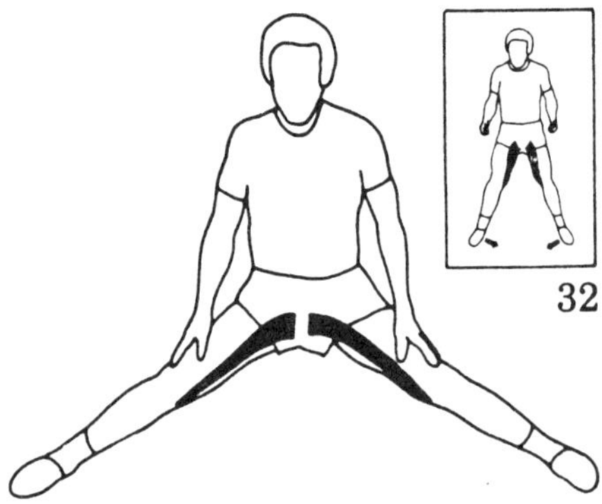

32

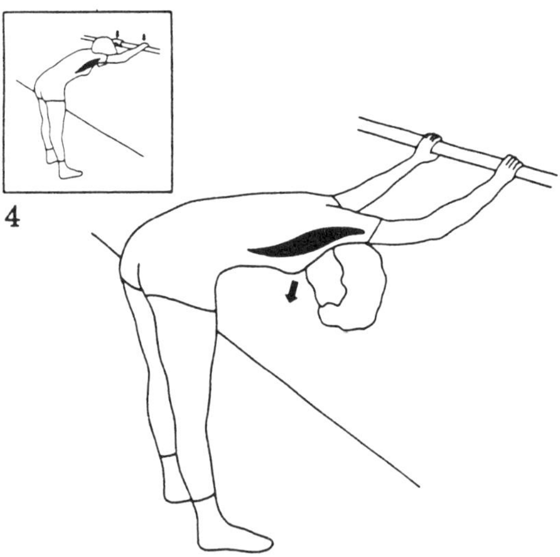

4

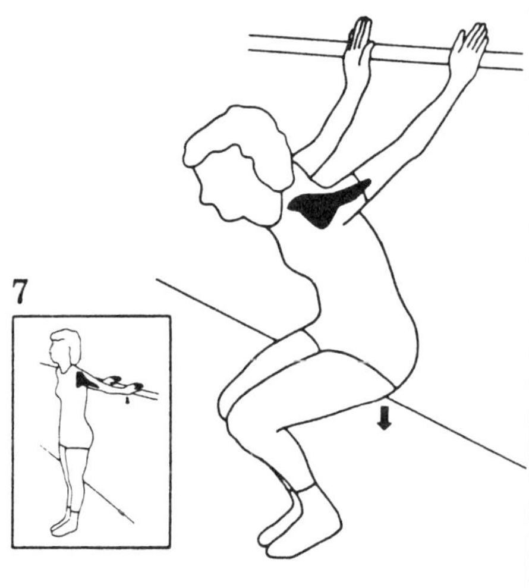

7

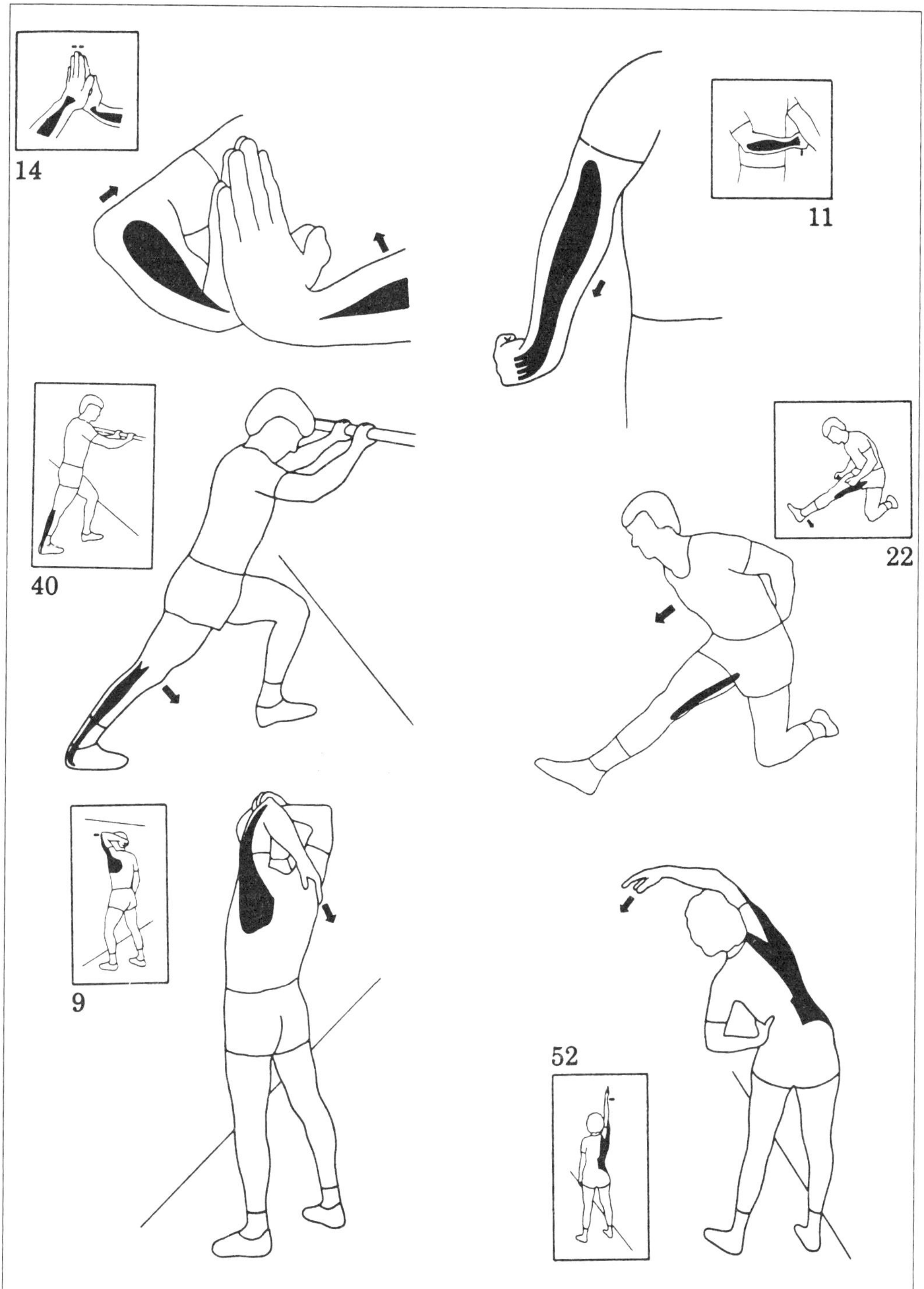
14
11
40
22
9
52

Rugby

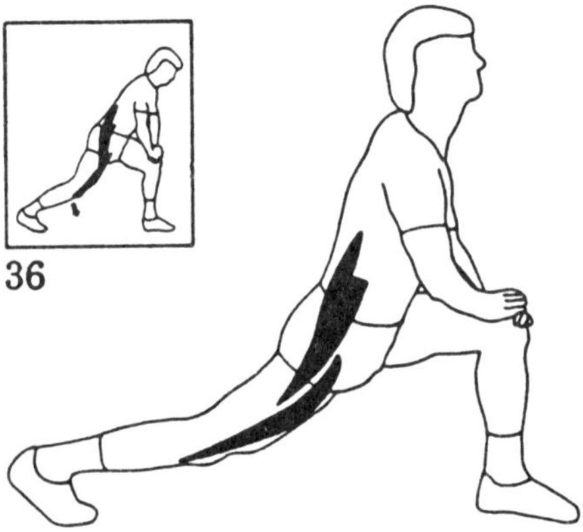

36

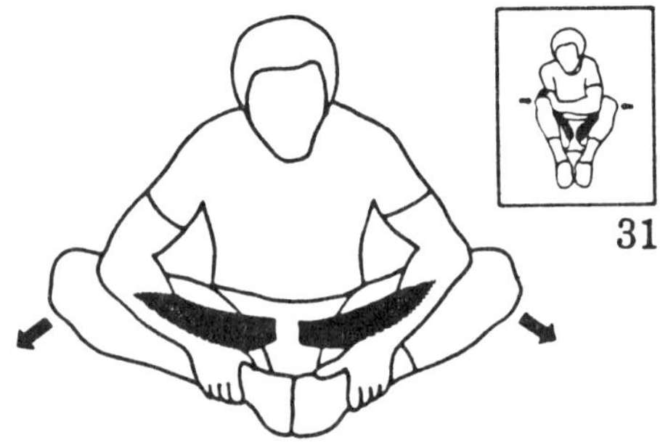

31

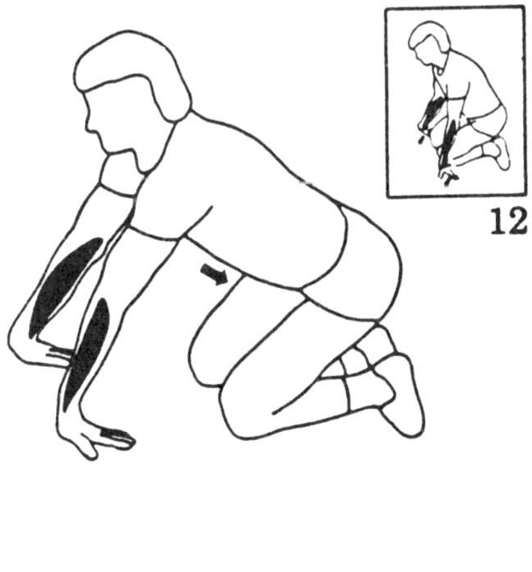

12

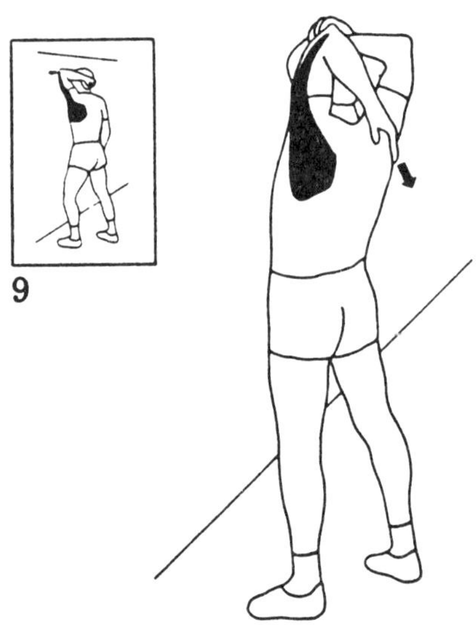

9

39

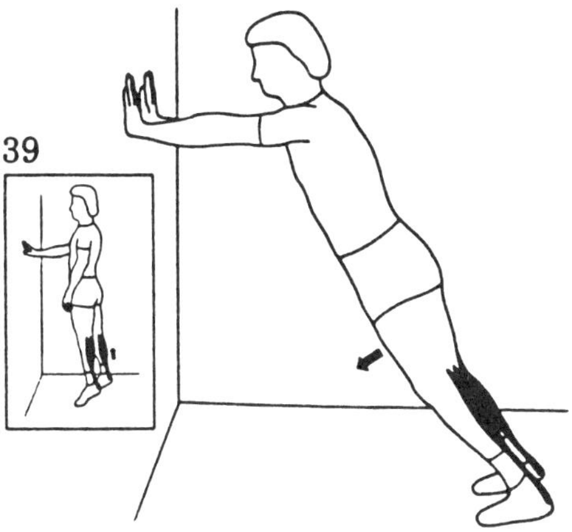

43

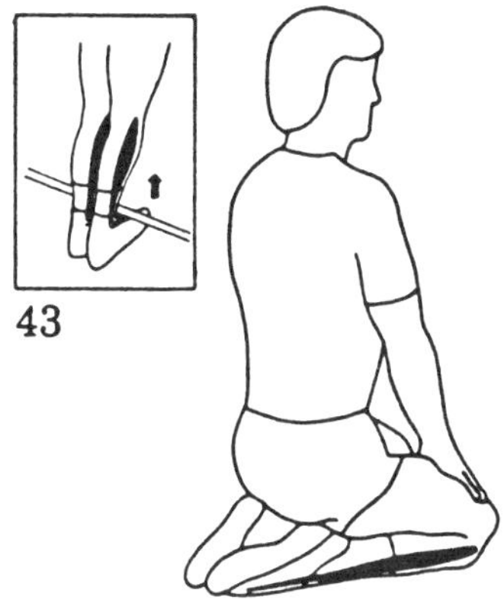

20

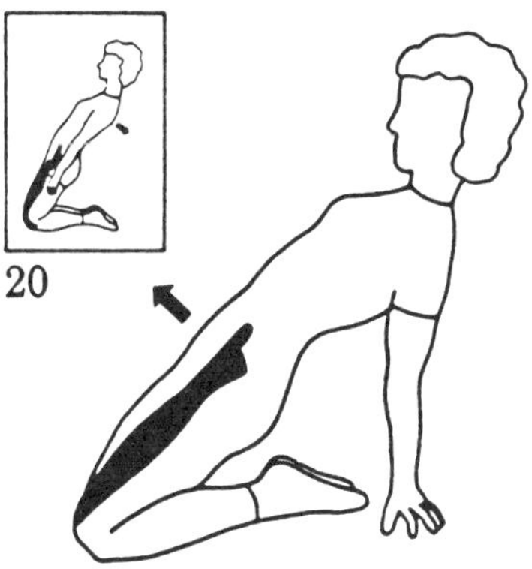

22

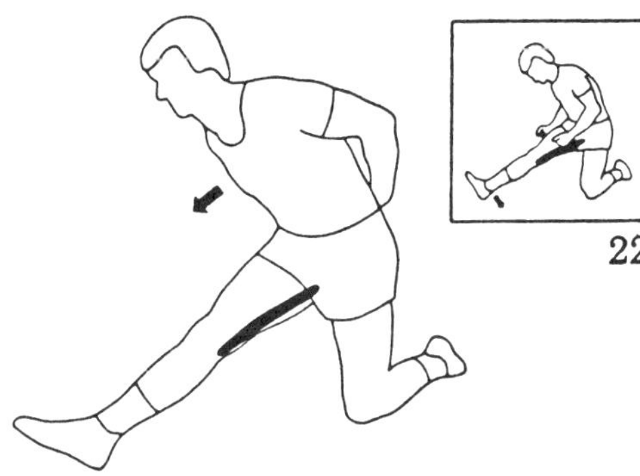

30

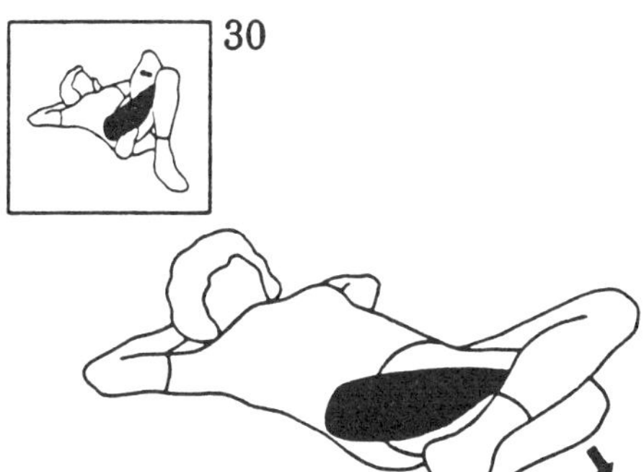

50

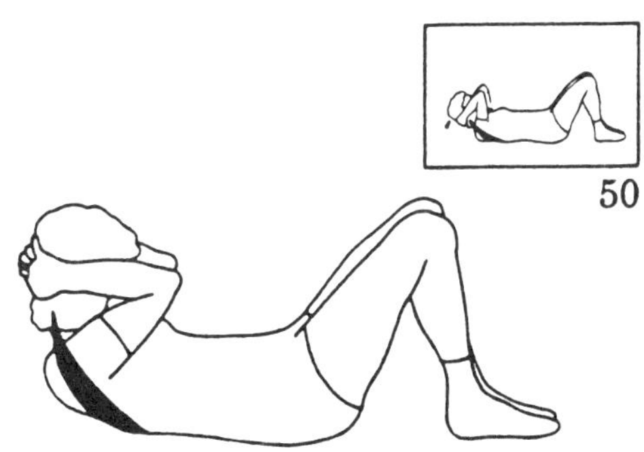

Windsurfen

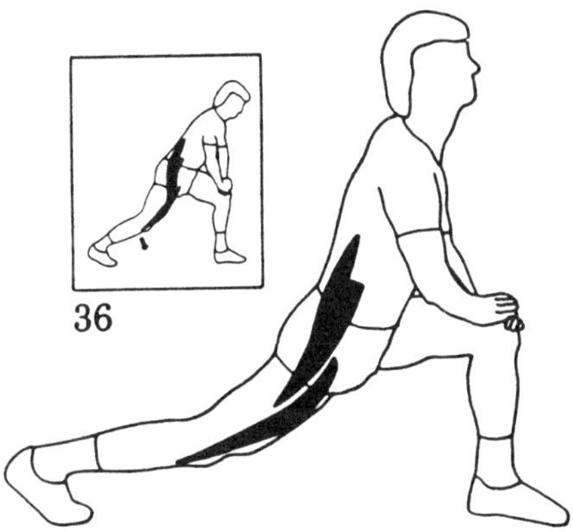

36

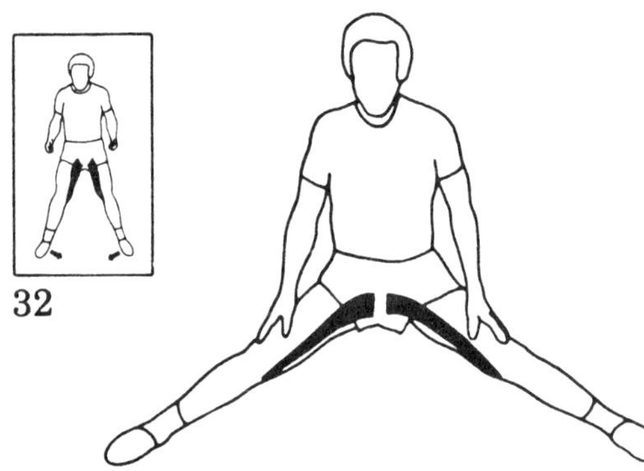

32

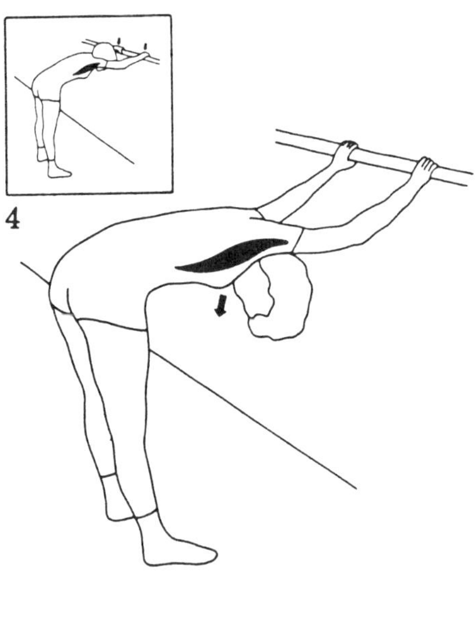

4

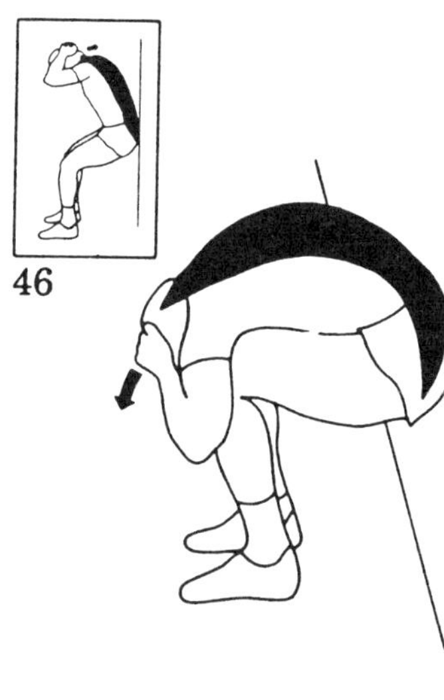

46

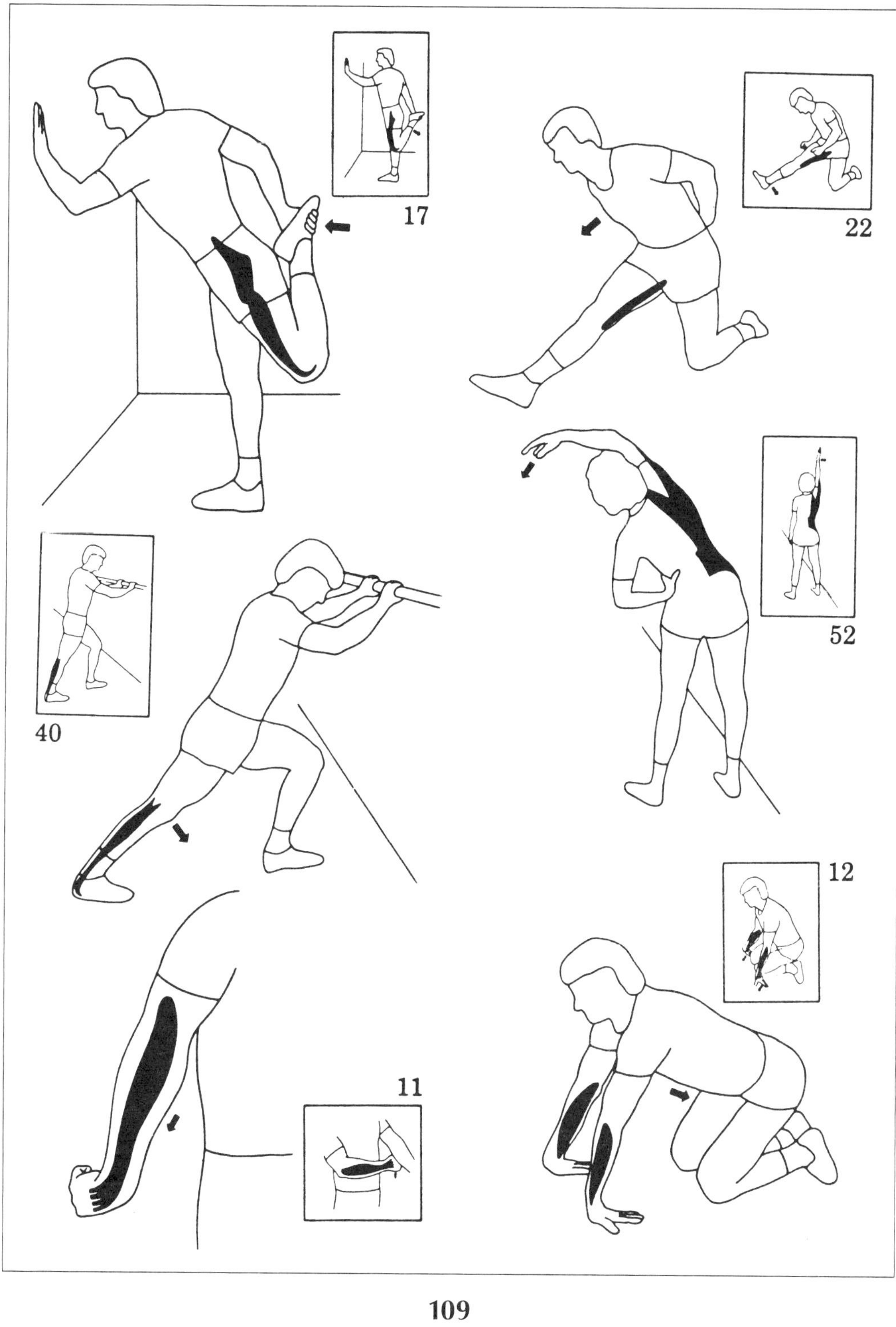
17
22
52
40
12
11

Stretching – seine Wirkungen und Methoden

Stretching beugt Schäden vor

Es ist wichtig, daß das Training effektiv und risikofrei bleibt. Jedes Training, besonders das Intensivtraining, aber auch das Ausdauertraining, verspannt die Muskeln. Besonders deutlich wird dies beim reinen Krafttraining. Es hat sich gezeigt, daß sogar eine einzige Krafttrainingsübung das Bewegungsausmaß für mindestens 48 Stunden um 5 bis 13 Prozent verringert.
Schlechte Beweglichkeit kann aber zu einer falschen Belastung der Gelenke und Muskeln führen. Auch das Risiko des Auftretens von Schäden in Form von *Zerrungen* und *Entzündungen* wird merklich größer, wenn die Muskeln verspannt und unnachgiebig sind. Dies hängt damit zusammen, daß die Haltbarkeit der Sehnen, des Leistenbandapparates und des Skeletts sich durch das Training nicht ebenso schnell erhöht wie die der Muskeln, da diese Gewebsarten gegenüber der eigentlichen Muskulatur einen verlangsamteren Stoffwechsel haben.
Muskeln mit Haltefunktion, sogenannte posturale Muskeln, insbesondere alle Streckmuskeln, enthalten viel Bindegewebe und tendieren daher zu rascher Verspannung und Verhärtung. Typisch dafür sind die Muskeln auf der Hinterseite der Schenkel, die Strecker, die Muskeln auf der Innenseite der Leisten, die Adduktoren, die Wadenmuskeln, die großen Hüftbeugemuskeln (M. Iliopsoas), der große Brustmuskel und die Rückenstreckmuskulatur.

Bei Fußballspielern gibt es einen eindeutigen Zusammenhang zwischen verspannter Leistenmuskulatur und der Entstehung entsprechender Schäden. Bei allen untersuchten Verletzungsfällen war das Bewegungsausmaß dieser Muskeln geringer als bei denjenigen, die keine Verletzungen davontrugen. In allen Fällen, in denen Stretching in der empfohlenen Weise von Muskelanspannung-Entspannung-Dehnung parallel zum allgemeinen Training durchgeführt worden war, zeigte sich eine deutliche Verringerung der Verletzungsrate an Muskeln, Sehnen und Muskelansätzen.
Derartige Beobachtungen sind in Schweden nicht nur bei Fußballspielern, sondern auch bei Eishockey- und Squashspielern gemacht worden, Stretching vermindert somit eindeutig die Verletzungshäufigkeit.
In den USA hat man auch beobachtet, daß Stretching verbreitete Schäden, wie Achillessehnenentzündungen und Schulterschmerzen verhütet.
Sogar bei einem sehr typischen Entzündungszustand, dem sogenannten Tennisellenbogen, kann man durch Stretching völlige Beschwerdefreiheit erreichen. Viele sehen auch einen Zusammenhang zwischen den häufig auftretenden Verstauchungen des Fußgelenks und einer ungewöhnlich verspannten Wadenmuskulatur und beobachten, daß Wadenstretching das Risiko einer Distorsion erheblich vermindert.

Die hintere Oberschenkelmuskulatur ist sehr zerrungsgefährdet, besonders bei Sportarten mit häufiger Anspannung, wie bei Leichtathletik, Handball, Eishockey und Fußball. Bei diesen Sportlern ist mangelhafte Dehnbarkeit dieser Muskeln nicht ungewöhnlich. Bei Fußball- und Eishokkeyspielern sind auch Leistenbeschwerden sehr häufig; dies rührt daher, daß die Muskelgruppen, die das Bein nach innen führen, die Adduktoren, in der Regel sehr stark entwickelt sind und leicht verspannen. Eishockeyspieler können, je nach Spielhaltung, starke, aber verkürzte Hüftbeugemuskeln bekommen. Dies kann eine Fehlstellung des Beckens mit vertieftem Hohlkreuz und Rückenbeschwerden zur Folge haben.

Stretchingübungen sind nützlich, um die Dehnbarkeit der Muskulatur zu erhöhen. Als Vorbeugemaßnahme kann Stretching wertvoll sein gegen *Verschleißschäden.* Dies gilt z. B. auch zur Verhütung der Entstehung einer Knochenhautentzündung. Sie tritt als Tibialis-Periostitis am Ursprung der langen Zehenbeuger im mittleren und unteren Schienbeindrittel auf. Meist entsteht sie bei zu kräftigem Antritt, bei erhöhter Trainingsintensität oder beim Wechsel der Laufunterlage, meist also beim Übergang von der Außen- zur Innensaison.

Rehabilitation nach Schäden

Stretching kann gerade beim Bewegungstraining nach einer Verletzung oder einer Krankheit sehr wertvoll sein. Wichtig ist, daß der Schaden *völlig ausgeheilt* wurde, ehe man mit den Dehnungsübungen anfängt. Aus der Sicht der Rehabilitation ist es besonders wichtig, daß man beim Stretching niemals Schmerzen empfindet. Die Krankengymnasten haben lange Erfahrung in der Anwendung von Dehnungsübungen, z. B. bei der Behandlung pathologischer Muskelverspannungen und Kontrakturen. Das von ihnen verfolgte Grundprinzip stimmt mit dem hier empfohlenen Stretchingtraining überein, wobei nach einer isometrischen Muskelanspannung ohne Verkürzung gegen einen Widerstand Entspannung und danach Dehnung des Muskels folgt.

Wenn die Muskulatur gegen Widerstand arbeitet, erwärmt sie sich; dies ist sogar die typische Form der Muskelerwärmung. Je kräftiger die Muskelanspannung, um so mehr steigt die Temperatur; deshalb sollte bei unserer Stretchingmethode die Muskelanspannung auch vollständig sein. Die Muskelerwärmung ist sehr nützlich und sollte auch jeder Muskeldehnung vorausgehen. Zudem ist bekannt, daß die Muskelentspannung in der nachfolgenden Phase um so größer ist, je kräftiger die vorausgehende Muskelanspannung erfolgte. Dies ist besonders deshalb wichtig, weil der Muskel bei seiner Dehnung möglichst völlig entspannt sein sollte.

In der Krankengymnastik hat man die Erfahrung gemacht, daß Dehnungstraining bei Muskelverkrampfungen oft zu einem erstaunlich schnellen Resultat führt. Manches spricht dafür, die Entspannungstechnik zunächst beim entgegenwirkenden Muskel, dem Antagonisten, in Anwendung zu bringen, bevor man mit der Behandlung des krankhaft verspannten Muskels beginnt, um eine zu starke Anfangsbelastung des vorgeschädigten Muskels zu verhindern. Das bewußte Anspannen des Antagonisten trägt ferner dazu bei, später den »richtigen« Muskel für das Stretching zu finden.

Stretching wirkt leistungssteigernd

Es ist unbestritten, daß geringe Beweglichkeit das Leistungsvermögen mindert; umgekehrt bewirkt gute Beweglichkeit bessere mechanische Arbeitsbedingungen des gesamten Bewegungsapparats. Ein gesteigertes Bewegungsausmaß läßt die Muskelkraft länger wirksam sein und ermöglicht hierdurch auch eine höhere Beschleunigung des Bewegungsablaufs.
Um seine Schrittlänge beim Laufen konstant zu halten, macht Weltrekordler und Olympiasieger Sebastian Coe, Großbritannien, täglich Stretchingübungen. Bekanntlich ist auch beim Krafttraining ein größeres Bewegungsausmaß vorteilhaft. Schon 1951 wies Billing nach, daß dehnungsgeübte Muskeln leichter kräftige Kontraktionen ausführen können. Die in diesem Buche gezeigte Stretchingmethode (Muskelanspannung-Entspannung-Dehnung) stellt ja selbst schon ein gewisses Krafttraining der Muskulatur dar, denn die isometrische Muskelanspannung hat sich zur Kraftentwicklung im Vergleich zu anderen Formen der Muskelarbeit als die beste Methode erwiesen.
Zudem erhöht Beweglichkeitstraining auch den Stoffwechsel der Muskeln, Gelenke und der umgebenden Weichteile. Dies wiederum wirkt sich vorteilhaft auf die Muskelarbeit aus und vermindert die Gefahr, daß ein Muskelkater entsteht. Es hat sich gezeigt, daß nicht nur die Empfindlichkeit der Muskulatur, sondern auch der mit körperlicher Aktivität verbundene Schmerz geringer wird oder gar verschwindet, wenn das Training auch Stretchübungen einschließt. Zusammenfassend kann also festgestellt werden, daß die durch Stretching erreichte größere Beweglichkeit auch Kraft, Schnelligkeit und Präzision verbessert.

Krafttraining und Stretching

Körperlichen Schäden beugt man am besten dadurch vor, daß man bei allen Trimm-Dich- und Trainingsprogrammen Kraft- und Bewegungsübungen gleichermaßen berücksichtigt. Reines Krafttraining wie Gewichtheben und Bodybuilding führt bei den meisten Sportlern leicht zu Kontrakturen und Verspannungen der Muskulatur.
Aus dieser Sicht wurden zwischen 1980 und 1981 Reihenuntersuchungen an Fußballspielern durchgeführt. Hierbei bestätigte sich die seit langem bekannte Tatsache, daß Fußballer eine schlechtere Beweglichkeit – bezogen auf das Bewegungsausmaß der Gelenke – an den Beinen besitzen als andere Menschen, und dies um so mehr, je höher ihre Mannschaft in der Tabelle liegt! Die Untersuchungen beim Krafttraining zeigen eine statistisch belegbare Verringerung des Bewegungsausmaßes bei allen üblicherweise verkürzten Muskeln, speziell in der Leiste, auf der

Vorder- und Hinterseite des Oberschenkels sowie in der Hüftbeugemuskulatur. Dies ist schon nach einem einzigen Durchgang des Krafttrainings zu beobachten. Die zwischen 5 und 13% verminderte Beweglichkeit hält bis zu 48 Stunden nach der Beendigung des Trainings an. Erst als man dem Krafttraining Stretchingübungen folgen ließ, kam es zu einer erheblichen Steigerung des Beweglichkeitsgrades, die ihrerseits ebenfalls bis zu 48 Stunden nach Beendigung des Trainings anhielt!

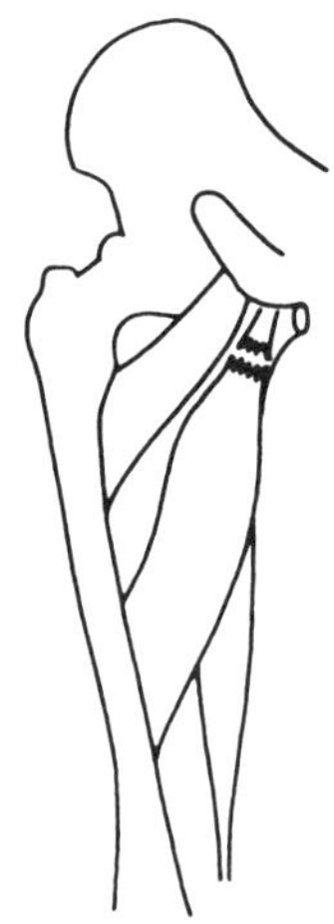

Stretching gegen Leistenbeschwerden

Nirgends ist das bekannte Bild des »Leistenelends« so verbreitet wie im Fußball. Während 5% aller Sportverletzungen sonst auf Leistenschäden entfallen, sind es beim Fußballsport 12%. Zwischen kräftiger, verkürzter und verhärteter Muskulatur einerseits und Schäden durch Überbelastung, Entzündungen der Sehnen- und Muskelansätze sowie Zerrungen andererseits besteht ein eindeutiger Zusammenhang.
Die »Fußballforscher« von Linköping haben unter Führung von Dr. Jan Ekstrand festgestellt, daß die häufigsten Leistenbeschwerden entweder von einer Entzündung des Muskelansatzes oder von einer Zerrung des Muskels herrühren, welcher für das Nach-innen-Führen des Beines (M. adductor longus) verantwortlich ist. Die Tatsache, daß das durchschnittliche Bewegungsausmaß bei denjenigen Muskeln geringer ist, die spätere Verletzungen erleiden, ist statistisch belegbar, und ein Zusammenhang zwischen Muskelkontrakturen und Verletzungen muß als bewiesen gelten. Für die Beweglichkeit der Leisten aber ist gerade die Stretchingmethode (Übungen 31 bis 35) besonders wertvoll. Ekstrand hat auch Untersuchungen bei einigen Squash-Mannschaften durchgeführt, die Stretchingübungen für die Leisten, die Bauchmuskulatur, die Schultern sowie die Vorder- und Hinterseite der Oberschenkel anwendeten, mit dem Erfolg, daß in dieser Zeit kein einziger Spieler aufgrund von Muskel- oder Sehnenbeschwerden den Wettkämpfen fernbleiben mußte.
In einem Forschungsbericht von 1981 berichtete Agre, daß während einer 2jährigen Studie an amerikanischen Fußballspielern keiner der Spieler Probleme mit überdehnten Achillessehnen hatte. Der Grund hierfür lag in einer geringfügigen Änderung des Trainingsprogramms: 15 Minuten Aufwärmen und Stretching vor jedem Spiel. Vor dieser Änderung hatten ständig vier bis sechs Spieler über Zerrungen geklagt.

Der Streckreflex

Der Streckreflex ist ein *Schutzmechanismus,* der in fast allen Muskeln auslösbar ist, nicht nur bei der Streck-, sondern auch bei der Beugemuskulatur, wenn auch hier etwas anders aufgebaut. Ein typisches Beispiel für den Streckreflex ist der sogenannte Patellarsehnenreflex – ein üblicher Test bei ärztlichen Untersuchungen, dessen Auslösung beim gesunden Menschen eine Streckung im Kniegelenk hervorruft, wobei der Unterschenkel nach vorn schnellt. Am besten entwickelt ist der Streckreflex bei denjenigen Muskeln, die für die aufrechte Haltung verantwortlich sind, mithin bei den postulären Muskeln. Für ihn ist charakteristisch, daß er 1) schnell einsetzt, 2) im direkten Verhältnis zur Kraft und Geschwindigkeit der Streckung steht und 3) sofort wieder aussetzt, wenn die Strekkung beendet ist. Wird der Muskel einer andauernden Streckung ausgesetzt, reagiert er durch eine im Anfang ziemlich heftige Kontraktion, die bald etwas nachläßt, um danach gleichmäßig beibehalten zu werden, solange der Muskel gestreckt ist. In der Beugemuskulatur reagiert der Streckreflex dagegen unterschiedlich: er kann zwar auch in einem Beugemuskel ausgelöst werden – wobei sich dieser Begriff nur auf den eigentlichen Mechanismus zur Aktivierung des Nervenreflexes bezieht –, er führt jedoch nur zu einer kurzzeitigen Kontraktion in der Anfangsphase.

Die Muskelspindeln und der Streckreflex

In den Muskeln gibt es sensible Organe, die sogenannten Rezeptoren, die ihren Spannungszustand registrieren. Das wichtigste Glied im Reflexbogen, der den

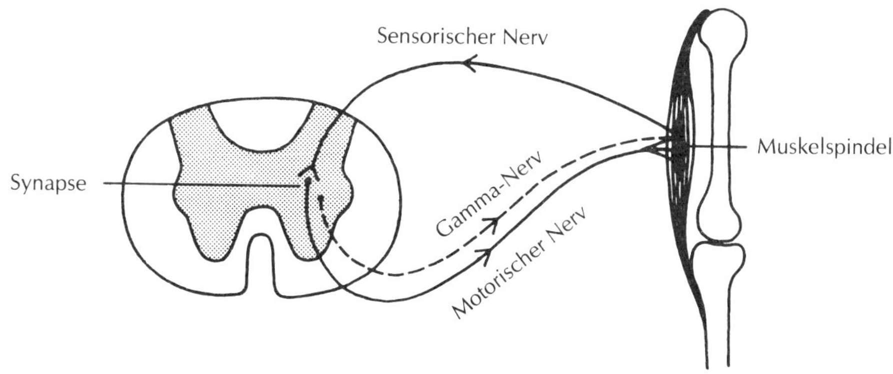

Streckreflex aufbaut, der sogenannte myotaktische Reflex, ist die Muskelspindel, die als Spannungs- und Dehnungsmesser tätig ist. Wird ein Muskel gestreckt, so werden auch die Muskelspindeln ausgedehnt, die dann ihrerseits Impulse zum Rückenmark senden. Dort findet eine Umschaltung, die sogenannte Synapse statt: ihre Signale führen unmittelbar zum Muskel hin, der sich dann sofort kontrahiert. Dieser Vorgang ist als Schutzmechanismus zu verstehen, der eine zu große Streckung und damit eine Schädigung des zugeordneten Gelenks verhindern soll. Typisch für diesen Reflexbogen ist auch, daß er streng abgegrenzt wirkt: nur derjenige Muskel oder gar nur der Teil eines Muskels, der einer Streckung ausgesetzt wird, reagiert mit einer Kontraktion.

Die Sensibilität einer Muskelspindel kann durch Impulse des sogenannten Gamma-Nerven beeinflußt werden: gesteigerte Gamma-Aktivität führt zu einer erhöhten Empfindlichkeit der Muskelspindel. Die Gamma-Aktivität, verantwortlich für den Muskeltonus des Körpers, wird stärker bei Schmerz, Nervosität, Unruhe und Angst. Um nun beim Stretching den besten Effekt zu erreichen, ist es folglich wie bei jedem Beweglichkeitstraining wichtig, sich völlig entspannt und ruhig zu fühlen, um die Gamma-Aktivität niedrig zu halten.

Die Sehnenspindeln und der Anti-Streckreflex

Etwas einfacher aufgebaut sind die Sehnenspindeln; sie finden sich überwiegend an den Übergängen zwischen Muskel- und Sehnenfasern und nehmen somit an der aktiven Muskelanspannung wie auch an deren passiver Streckung teil. Ihre Reizschwelle bei der Streckung liegt erheblich höher als die der Muskelspindel, weshalb auch eine erheblich kräftigere Streckung der Muskelsehne erforderlich ist, um die Sehnenspindel in Funktion treten zu lassen. Dies wird am wirkungsvollsten erreicht durch eine starke Muskelkontraktion, die bekanntlich in ihrer statischen bzw. isometrischen Form die größte Kraftentfaltung bewirkt.

Wenn die Muskeldehnung einen kritischen Schwellenwert überschreitet, endet plötzlich die schützende Muskelanspannung, welche durch die Muskelspindeln

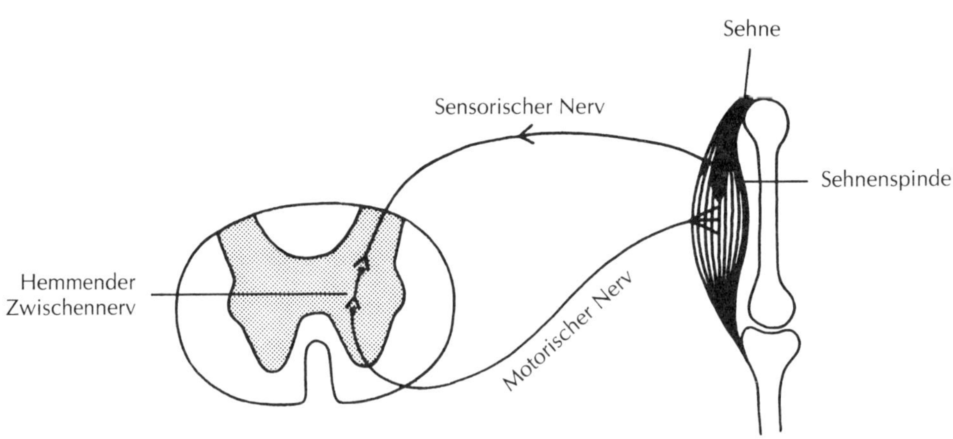

übertragen wird. Stattdessen kommt es zur Entspannung der Muskeln durch die Einwirkung der Sehnenspindeln. Dieser Vorgang schützt den Muskel selbst sowie auch die Muskelansätze gegen Zerrungen bei sehr starker Belastung, weshalb auch von einem umgekehrten Streckreflex oder antimyotaktischen Reflex gesprochen werden kann. Dieser ganze Mechanismus mit dem Einfluß der Sehnenspindeln wird auch als »Eigenhemmung« oder autogene Inhibition bezeichnet, da er die gesamte Muskelkontraktion hemmt.

Methoden zur Hemmung des Streckreflexes

Um ein wirkungsvolles und richtiges Beweglichkeitstraining ausüben zu können, muß man folglich den Streckreflex hemmen, da er sonst bei Aktivierung durch Dehnung Schäden in den Muskelfasern verursacht und den entgegengesetzten Effekt bewirkt.
Diejenigen Trainingsmethoden, mit denen man den Streckreflex umgeht, können unter der Bezeichnung Stretching zusammengefaßt werden. Dieser Begriff schließt praktisch drei Verfahren ein: erstens die Muskelanspannung, zweitens die Dehnung, teils durch die eben besprochene Eigenhemmung, teils durch die entgegenwirkende Methode, und drittens das »passive, zähe Dehnen«.

Muskelanspannung – Dehnung mit Eigenhemmung

Diese Methode geht von einer möglichst passiven Dehnung einer Muskelgruppe aus, die unmittelbar vorher maximal isometrisch angespannt worden war. Dadurch wird die hemmende Wirkung der Sehnenspindeln auf den Streckreflex ausgenutzt, was zur Entspannung des Muskels führt, der sogenannten Eigenhemmung oder autogenen Inhibition.
Bei einer Streckung der Muskelsehne, die so kräftig ist, daß die Reizschwelle der Sehnenspindeln überschritten wird, dringt folglich ein Impulsfluß von den Sehnenspindeln durch die Nervenbahnen in das Rückenmark. Hier erfolgt die Umschal-

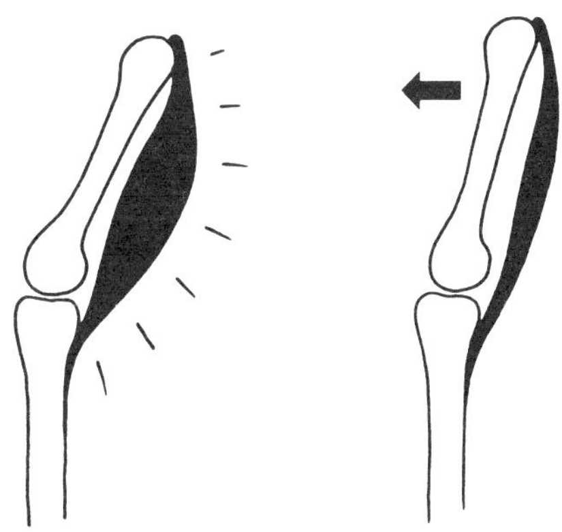

tung zu hemmenden Zwischennervenzellen, von denen aus die Signale zurück zum Muskel dringen. Diese rückläufigen Impulse haben den entgegengesetzten Effekt im Vergleich zu der Wirkung der Muskelspindeln: der Streckreflex wird gehemmt, und der betreffende Muskel entspannt sich, denn die Sehnenspindeln führen ja aufgrund der höheren Reizschwelle eine stärkere Streckung des Muskels oder eine Muskelkontraktion mit Streckung der Muskelsehne herbei als die Muskelspindeln. Je stärker die Kontraktion erfolgt, um so größer wird die Entspannung der Muskeln. Die stärkste Muskelanspannung ergibt sich gerade aus einer isometrischen Kontraktion der Muskulatur. Ein permanenter Effekt der Eigenhemmung konnte nachgewiesen werden, wobei der Muskel eine

Zeitlang nach starker Muskelkontraktion entspannt verbleibt: die sogenannte postkontraktorische Hemmung. Diese Entspannung wird bei der nachfolgenden Dehnung ausgenutzt, und der Effekt der Dehnung wird somit merklich größer. Es erscheint vorteilhaft, wenn der Muskel schon zu Beginn passiv in der Dehnungsrichtung gestreckt wird, also bevor man mit der isometrischen Muskelanspannung beginnt.

Muskelanspannung – Dehnung mit der entgegenwirkenden Methode

Wenn man einen Muskel anspannt, tritt gleichzeitig reflektorisch eine Entspannung des entgegenwirkenden Muskels, des Antagonisten ein. Dieses Phänomen ist eine natürliche Voraussetzung, um eine Gelenkbewegung ausführen zu können. Die Entspannung der Antagonisten nennt man entgegenwirkende Hemmung oder auch reziproke Inhibition; sie entsteht durch die beschriebene hemmende Zwi-

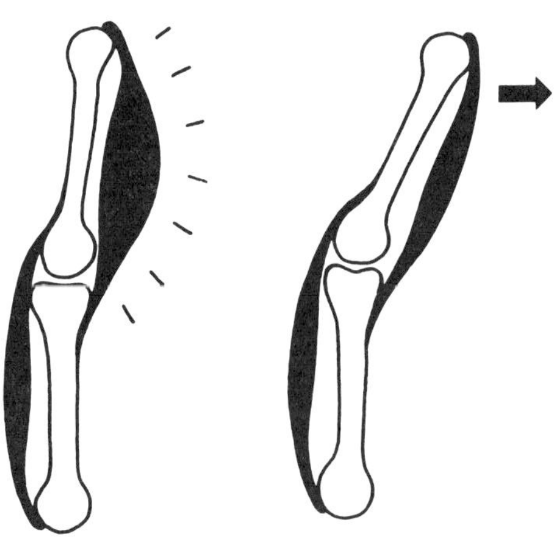

schenkupplung von den Muskelspindeln des angespannten Muskels über das Rükkenmark zu den Antagonisten. Die Entspannung derselben wird um so stärker, je fester die Kontraktion der Agonisten durchgeführt wurde. Der auf diese Weise reflektorisch entspannte Antagonist ist für die Dehnung weit besser geeignet, was man auch beim Training ausnutzen sollte. Diese Methode ist jedoch nicht generell verwendbar, da zum Beispiel bei der Anspannung bestimmter Muskelgruppen wie der Finger- und Handgelenksbeuger sich die antagonistischen Strecker anspannen, um das Gelenk selbst zu stabilisieren. Eine Entspannung der Antagonisten kann somit bei diesen Muskelgruppen nicht für das Dehnungstraining verwendet werden.

Passives Ausziehen oder »zähes Dehnen« der Muskeln

Dieses eigentliche Stretching, das sozusagen zweite Moment der beiden anderen Methoden, ist im Sportzusammenhang die ursprüngliche Trainingsform; sie lautet: nach Ausdehnung der Muskeln in der Extremlage verbleiben. Dieses Stretching wird in zwei Momente eingeteilt: beim ersten, dem sogenannten »easy stretch«, bleibt man 10 bis 30 Sekunden in der Extremlage, wobei man richtig spüren kann, wie das Spannungsgefühl geringer wird, wenn die Muskeln »Zeit haben«, ihre größte Ausdehnung zu erreichen. Danach beginnt das zweite Moment, auch »development stretch« genannt: hierbei dehnt man noch etwas nach und verbleibt dann weitere 10 bis 30 Sekunden in dieser Lage. Sollte hierbei das Spannungsgefühl größer werden, findet eine Überstreckung, ein »drastic stretch« statt, was als ungünstig bezeichnet werden muß und ein Schadensrisiko bedeutet. »Easy stretch« und »development stretch« aktivieren den Streckreflex nicht und verursachen auch keine Schmerzen.
Sämtliche Übungen, die in diesem Buche beschrieben werden, enthalten selbstver-

ständlich ein Stretchmoment. Es kann durchaus getrennt vom Muskelkontraktionsmoment ausgeführt werden, wie oben beschrieben, denn es ist immer wichtig, daß die Bewegung kontrolliert und ohne explosive Komponente ausgeführt wird und daß Körper und Seele entspannt sind.

Die Nachgiebigkeit des Bindegewebes

Um den *Zeitfaktor* bei der Ausführung der Stretchmomente zu kontrollieren, ist es sehr wichtig, die Nachgiebigkeit des Bindegewebes zu berücksichtigen. Die besonders beweglichkeitsbeschränkenden Faktoren sind einerseits die genannte Aktivität des Reflexsystems, andererseits die Spannung des Gewebes. Vordergründig beeinträchtigt das Bindegewebe der Muskeln ihre Weite und Dehnbarkeit; im weichen Gewebe dagegen gibt das Bindegewebe Festigkeit und vermittelt Kraft. Es gibt daher auch Bindegewebsfasern innerhalb der Muskulatur, welche die kraftübertragenden Sehnen bilden.
Das Bindegewebe besteht aus drei Komponenten, von denen die eine, aus kollagenen Fasern aufgebaut, aus bewegungsmechanischer Sicht am wichtigsten ist. Eine Sehne besteht zu 90 Prozent aus kollagenen Strängen, die so angeordnet sind, daß sie eine Dehnungsbelastung am besten verkraften können. Bei Muskelkontraktionen wird eine Sehne nur mit 25 bis 30 Prozent ihrer maximalen Haltbarkeit belastet. Somit ist unter den verschiedenen Bestandteilen des Haltungs- und Bewegungsapparates weder die Sehne noch das Gelenksband das schwächste Glied in der Kette mechanischer Belastungen. Zerrungen ereignen sich in aller Regel am Knochenansatz, manchmal auch im Muskelbauch oder an der Übergangsstelle vom Muskel zur Sehne.
Bekanntlich kann Muskelgewebe bei völliger Entspannung auf seine doppelte Länge ausgedehnt werden und auch wieder zum normalen Spannungszustand zurückkehren, ohne Schaden zu nehmen. Diese außerordentliche Dehnungsfähigkeit besitzt das Bindegewebe der Sehnen und Muskelscheiden nicht, weshalb es das Hauptobjekt beim Bewegungstraining darstellt.
Für das Kollagen ist die Geschwindigkeit der Belastung von Bedeutung, denn Dehnbarkeit und Elastizität nehmen bei erhöhter Geschwindigkeit der Belastung ab. Man merke sich also, daß die formbaren und dehnbaren Eigenschaften bei *langsamer Belastung* größer werden. Selbstverständlich nimmt die Nachgiebigkeit einer Sehne zu, je länger sie einer gewissen Anspannung ausgesetzt wird; dies nennt man das *Schrumpfphänomen*. Bei wiederholter Belastung bei gleicher Ausdehnung wird allmählich eine obere Grenze erreicht. Um die Verformbarkeit des Bindegewebes zu verändern, ist nachweislich eine Dehnung über wenigstens 6 bis 10 Sekunden erforderlich, während der Muskel eine niedrigere Eigenspannung, d. h. geringere Gamma-Aktivität aufweist. Bekanntlich erhöht sich auch die Dehnbarkeit des Kollagens bei Temperaturen über 39 Grad.

Stretching-Methoden

Statisches, dynamisches und PNF-Stretching

In den USA spricht man von zwei herkömmlichen Formen des Stretchings, nämlich der statischen und der dynamischen. Die *statische* Form besteht in einer langsamen, sukzessiven Verlängerung der Muskelgruppen und Gelenkkomplexe bis hin zur Extremlage, in der man 5 bis 10 Sekunden lang verbleibt. Diese Art des Stretching funktioniert wie unsere früher geschilderte »Zähdehnung« und hat sich als sehr wirkungsvolle Methode zur Verbesserung der Beweglichkeit bewährt. Die *dynamische* Form dagegen hat einen schnellen, abprallenden, sozusagen »ballistischen« Anlauf und wird als weniger effektiv angesehen.
Später ist eine dritte Methode zur Vergrößerung des Bewegungsausmaßes entwickelt worden, die man als PNF-Technik bezeichnet.
Holt entwickelte 1971 eine Methode, die auf dieser Technik basiert. Sie wurde »Scientific Stretching for Sport (= 3 S)« genannt – ein wissenschaftliches Sportstretching. Diese Prozedur umfaßt zunächst eine Streckung der Muskeln, die gedehnt werden sollen, wonach eine statisch-isometrische Anspannung für 6 Sekunden durchgeführt wird. Danach erfolgt eine konzentrische Kontraktion der für das betroffene Gelenk entgegenwirkenden Muskeln gleichzeitig mit einem leichten Widerstand durch den Trainingspartner. Diese alternierende isometrische und konzentrische Muskelkontraktion wird so lange fortgesetzt, bis ein größerer Bewegungsumfang des betreffenden Muskels nicht mehr erreicht werden kann.
Holts 3-S-Methode wurde als bewegungsfördernd gelobt, aber bei der praktischen Durchführung entstand oft eine Verwirrung bei der Anwendung des Verfahrens, da es schwer zu lehren war.

Sechs amerikanische Stretching-Methoden

Es sind zahlreiche Stretchingmethoden empfohlen, jedoch nur wenige gründlich untersucht worden. Ausgehend von der Voraussetzung, daß es zwei grundlegende Formen zur Verbesserung der Beweglichkeit gibt, nämlich 1) mittels Verminderung des Widerstandes im Bindegewebe eines Gelenks durch Dehnung und Hemmung der Streckreflexe und 2) durch Kraftsteigerung der antagonistischen Muskeln, haben sich in den USA sechs Stretching-Methoden herauskristallisiert. Diese wurden 1976 von Hartley und Russel untersucht und ließen alle eine positive Wirkung auf die Beweglichkeit des damals von ihnen getesteten Hüftgelenks erkennen, wodurch eine Verlängerung des Weichteilgewebes erzielt wurde.

Später ist man in den USA zu der Überzeugung gekommen, daß es günstiger sei, der passiven PNF-Technik den Vorzug zu geben und nur gelegentlich die aktive PNF-Technik anzuwenden. Die Entspannungsmethode wird als ein wirkungsvolles Mittel zur Überbrückung physischer und psychischer Hemmungen empfohlen.

1. **Ballistic and Hold** (»Federn und Halten«): Hier wird mehrmals hintereinander eine schwingende Bewegung ausgeführt, und bei der dritten oder vierten Schwingung hält man mit eigener Kraft das zu trainierende Körperglied jeweils für etwa sechs Sekunden in der Extremlage fest.

2. **Passive Lift and Hold** (»Passives Dehnen und Halten«): Ein Trainingspartner bringt das Körperglied passiv in die Extremlage, die sechs Sekunden lang beibehalten wird, indem die Muskeln isometrisch angespannt werden. Derartige passive Dehnungen mit anschließender aktiver Fixation werden abwechselnd eine Minute lang in Intervallen zu jeweils sechs Sekunden ausgeführt.

3. **Prolonged Stretch** (»Ausgedehnter Stretch«): Hierunter versteht man eine ausschließlich passive Dehnung mit Hilfe eines Trainingspartners, der das Bewegungsausmaß allmählich bis in die Extremlage hinein steigert und dort ungefähr eine Minute lang unmittelbar vor der Schmerzgrenze verbleibt.

4. **Active PNF:** Die Bewegung wird zunächst durch aktive Muskelarbeit sechs Sekunden lang so weit wie möglich vollzogen. Danach erfolgt eine maximale isometrische Muskelanspannung mit der entgegenwirkenden Muskelgruppe als Widerstand, z. B. unter Mithilfe eines Trainingspartners. Anschließend versucht man das Bewegungsausmaß durch aktive Muskelarbeit noch weiter zu steigern, indem man in Intervallen von jeweils sechs Sekunden die Antagonisten eine Minute lang gegen Widerstand anspannt.

5. **Passive PNF:** Hier wird das zu beübende Gelenk unter Mithilfe eines Trainingspartners innerhalb von sechs Sekunden passiv bis zur Extremlage geführt, wonach man, wie bei der vorher aufgezeigten Methode, die antagonistischen Muskeln gegen den Widerstand des Partners isometrisch anspannt. Passive Dehnung und Anspannung der Antagonisten werden abwechselnd ebenfalls in Intervallen von sechs Sekunden über eine Minute hinweg ausgeführt.

6. **Relaxation Method** (»Entspannungsmethode«): Unter Mitwirkung eines Partners wird eine langsame passive Dehnung ausgeführt, bis die Extremlage erreicht ist. Diese wird eine Minute lang beibehalten, während der Ausübende sich durch Selbstkontrolle psychisch entspannt. Indem man sich den Spannungszustand des Muskels bewußt macht, trägt man wesentlich dazu bei, den Streckreflex zu hemmen.

Der Zeitfaktor beim Stretching

Bezüglich der in diesem Buch beschriebenen Stretchingmethode herrschte Unsicherheit über die Zeitspanne der beiden ersten Momente – optimale Muskelanspannung bzw. Entspannung vor der Dehnung. Dagegen war bekannt, daß der Stretch wenigstens 6 bis 10 Sekunden lang (die Angaben schwanken von Untersu-

chung zu Untersuchung) beibehalten werden muß, damit das Bindegewebe des Sehnenbandapparates und der Gelenkskapseln umgeformt werden kann.
Die Linköping-Gruppe hat die folgenden Zeitintervalle verwendet: Muskelanspannung über 4 bis 6 Sekunden, Entspannung über 2 Sekunden und Dehnung über 8 Sekunden, wobei die gesamte Übung etwa 4 bis 6mal hintereinander wiederholt werden muß. Bei einem 15-Minuten-Programm für sechs Muskeln an den unteren Extremitäten hat man bei der nachfolgenden Messung eine Steigerung der Beweglichkeit von 5 bis 12 Prozent nachgewiesen, die von ½ bis 1½ Stunden nach dem Stretching angehalten hat! Der Langzeiteffekt wurde auch 3 bis 4mal in der Woche bei 90 Fußballspielern objektiviert, deren gewöhnliches Teamtraining man durch ein zusätzliches Stretchingprogramm ergänzt hatte. Spieler mit verkürzter Muskulatur erhielten noch individuelle Stretchingprogramme. Nach zwei bis sechs Wochen erfolgte die Messung der Bewegungsausmaße, wobei beide Gruppen eine gesteigerte Beweglichkeit in allen trainierten Muskelgruppen aufwiesen. Dagegen fand sich bei einer Kontrollgruppe, in der die Fußballspieler keine Stretchingübungen durchgeführt hatten, eine Minderung der Beweglichkeit! Die Fußballforscher fanden somit ein objektives Resultat sowohl für individuelles als auch für Teamstretching.
Abschließend kann über diese beiden Untersuchungen gesagt werden, daß der Effekt des Stretching nach jedem einzelnen Durchgang für mindestens 1½ Stunden erhalten bleibt und daß auch Teamstretching für eine gesteigerte Beweglichkeit sorgt. In einem 1979 von GIH veröffentlichten Bericht wurde dargelegt, daß eine Stretchingmethode mit den Zeitintervallen 7 Sekunden – 2 Sekunden – 7 Sekunden den herkömmlichen Dehnungsmethoden deutlich überlegen ist. Die größte Steigerung der Beweglichkeit wurde während der ersten 14 Trainingstage festgestellt. Ein Training, das nur einmal in der Woche durchgeführt worden war, führte zu einem deutlich schlechteren Ergebnis als eines von drei- bzw. fünfmal wöchentlich, wobei allerdings der Unterschied zwischen den beiden letztgenannten Intervallen so gering war, daß man beschloß, ein Training dreimal wöchentlich zu empfehlen. Die Eigenhemmung der Muskelspannung, die sog. postkontraktorische Inhibition, die nach dieser Methode durch die anfänglichen statischen Maximalkontraktionen erreicht wird, und die später für eine wirkungsvolle Dehnung ausgenutzt wird, dürfte der Eigenhemmung oder autogenen Inhibition zuzuschreiben sein. Dies geschieht durch die hemmende Wirkung der Sehnenspindeln bei maximaler Muskelanspannung; es soll daher auch das Moment der Muskelkontraktion eine Weile beibehalten werden, etwa 15 bis 30 Sekunden, damit man sicher ist, daß sie auch optimal genutzt wird. Dieser Zeitraum ist auch für den Erwärmungseffekt der Muskelkontraktion günstig. Manche Beobachter sind allerdings der Auffassung, daß der eigenhemmende Mechanismus die genannte Muskelhemmung nach Kontraktion nicht erklären kann, weil die Eigenhemmung angeblich nur zu kurze Zeit andauert, um die Dehnung ausnutzen zu können.
Der Stretching-Pionier Bob Anderson in den USA ist der Auffassung, daß allein mit der Stretchphase, ohne vorherige Muskelkontraktion, der Streckreflex *nicht* aktiviert wird, vorausgesetzt, daß die Bewegungen weich und ohne »Schwung« oder »Federung« durchgeführt werden. Nach seiner Methode macht man zunächst 10 bis 30

Sekunden lang »easy stretch« mit sanfter Streckung, bis man merkt, daß die Spannung nachläßt, während man die Stellung beibehält. Danach wird mit dem »development stretch« fortgefahren, wobei noch ein wenig ohne Schmerzempfindung nachgedehnt und etwa 10 bis 30 Sekunden lang angehalten wird. Bei diesem Verfahren ist in den USA eine deutliche Minderung von Muskelschmerzen bei physischer Aktivität beobachtet worden.
Bei den amerikanischen Stretchingmethoden wird für den ausdehnenden passiven Stretch (»prolonged stretch«) *eine Minute* des Verbleibens und für statischen Stretch immer eine generelle Zeitspanne von 5 bis 10 Sekunden in Extremlage angegeben. Vom USA-Team sind Zeiten von 6 Sekunden für viele andere PNF-Übungen der isometrischen Muskelanspannung empfohlen worden, desgleichen für die Anspannung der antagonistischen Muskeln. Die gleiche Zeitspanne gilt auch für das Beibehalten entweder im passiven oder im aktiven Stretch. Bei den Methoden mit wechselweiser Ausführung von Anspannung und Dehnung werden die Intervalle *während einer Minute* wiederholt.

Einige historische Überblicke

Seit undenklichen Zeiten ist Muskeldehnung bei Gymnastik bekannt. Es gibt 2000 Jahre alte Statuen aus Bangkok, welche Menschen in Positionen von Dehnungsübungen darstellen. Das besondere Dehnungsmuster des Stretching läßt sich auf bestimmte Phasen des indischen Yoga zurückführen. In alten chinesischen und indischen Schriften finden sich Beschreibungen einer speziellen Gymnastik, die fast unserer modernen Krankengymnastik entsprechen; dieser sind die Vorteile einer andauernden »Zähdehnung« zur Vermeidung von Muskelkontrakturen und zur Wiederherstellung der Gelenksbeweglichkeit seit langem bestens bekannt.
Im Laufe der letzten Jahre haben Neurophysiologen bestimmte Methoden zur Verbesserung des Bewegungsumfanges für verschiedene Gelenke entwickelt. Ein Pionier auf diesem Gebiet war Kabat, dessen Technik »Propriozeptives neuromuskuläres Fazilitätstraining« (PNF) genannt wurde. Hierbei werden muskuläre Zustände der übermäßigen Anspannung mit einer »contract-relax-«Methode behandelt; dies bedeutet nichts anderes als Muskelanspannung – Entspannung, wie sie bei der hier geschilderten Stretching-Methode empfohlen wird. Unter Knott und Voss fand diese PNF-Technik bei den Physiotherapeuten allgemeine Verbreitung; von Holt (1971) wurde sie als Stretchingmethode für Sportler angepaßt.
Der amerikanische Gymnastikpädagoge Robert »Bob« Anderson hat schon die Methode der »Zähdehnung« verbreitet, auch mit der Modifikation Muskelanspannung-Entspannung-Dehnung nach dem Prinzip der antagonistischen Methode (»reciproce inhibition«). Einer der Bahnbrecher in Schweden ist der Sportarzt Jan Ekstrand, der eine Vielzahl vorzüglicher Untersuchungen nach der Anwendung von Stretching durchgeführt hat.

Wissenschaftliches über Stretching

Es gibt bislang erstaunlich wenige wissenschaftliche Untersuchungen über gesicherte Stretcheffekte. Die Dänen Asmussen und Nielsen beobachteten 1967, daß zu hastige Dehnungen eine Aktivierung des Streckreflexes hervorrufen, wobei der Muskel kontraktiert wird und das Bewegungstraining verhindert. Knott und Voss in den USA (1968) und Jungwirth und Myrenberg (1973) in Schweden haben die Technik der Muskelanspannung-Entspannung-Dehnung beschrieben und untersucht, die dem hier empfohlenen Stretchingtraining zugrunde liegt. Tanigawa hat 1972 in Kalifornien die PNF-Technik (»hold-relax«) mit passiver Mobilisierung verglichen und eine schnellere und stärkere Vergrößerung des Bewegungsumfangs durch die PNF-Technik beobachtet. Russel und Hartley haben 1976 je für sich sechs amerikanische Stretchingmethoden untersucht, und zwar sowohl mit als auch ohne PNF-Technik. Jan Ekstrand hat 1977 und 1978 in seinen Veröffentlichungen eine deutliche Senkung der Verletzungshäufigkeit an Muskeln und Muskelansätzen innerhalb des schwedischen Fußball- bzw. Bandyteams unter Anwendung der Stretching-Methode beschrieben.

Von Grahn und Nordenborg wurde 1979 an der Hochschule für Gymnastik und Sport eine äußerst eindrucksvolle schwedische Untersuchung publiziert, und zwar im Rahmen eines Berichtes über Beweglichkeitstraining unter der Leitung von Wallin und Nyström. Hierbei konnte gezeigt werden, daß die Methode der aktiven Anspannung und passiven Dehnung den herkömmlichen Zerrungsübungen beim Training der Beweglichkeit weit überlegen ist.

Unter Führung von Jan Ekstrand haben die »Fußballforscher« in Linköping 1981 nachgewiesen, daß Stretching eine Verbesserung des Bewegungsausmaßes von 5 bis 12 Prozent bewirkt, die wenigstens 90 Minuten lang anhält. Darüber hinaus fand sich, daß reines Krafttraining den Bewegungsumfang um 5 bis 13 Prozent verringert, dagegen eine Vermehrung für sogar 48 Stunden eintrat, falls das Krafttraining mit nachfolgendem Stretching kombiniert wurde. Auch fand die Forschergruppe einen klaren Zusammenhang zwischen Verkürzung der Adduktorenmuskulatur und einer hier auftretenden Verletzung.

In seiner Abhandlung von 1982 meint Ekstrand, daß die Ursache der Muskelsteifheit bei Fußballspielern (67% hatten einen oder mehrere Muskeln, die steifer waren als bei Nichtspielern) abhängig von der Form des Trainings sei. Nach Einführung eines *schadenvorbeugenden Programms* (worin Stretching einen Hauptteil ausmachte) bei sechs Testmannschaften der vierten Liga, sank die Anzahl der Schäden um 75% (von 93 auf 23)! Die übrigen sechs Mannschaften, die z. B. mit federnden Zerrbewegungen trainierten, dienten als Kontrollgruppe. Bei der Erwärmung wurden 10 Minuten und beim Abtraining 5 Minuten für Stretching verwendet, was den Beweglichkeitsgrad der Spieler um 5 bis 20% steigerte. Dies dürfte der Grund dafür sein, daß es bei den Kontrollmannschaften viermal so viele Muskelzerrungen gab wie bei den Testmannschaften (23 gegenüber 6). Sowohl die Linköpinggruppe wie auch Jones (1977) haben entdeckt, daß *Langstreckenläufer* ebenfalls eine sehr schlechte Beweglichkeit haben.

Bei einem Vergleich zwischen zwei PNF-Methoden hinsichtlich des Hüftbeugens fand *Markos* (1979) heraus, daß sich der Beweglichkeitsgrad mehr steigert, wenn die Anspannungsphase während eines 9-Sekunden-Intervalls optimal angehalten wird (contract-relax, CR), als wenn sie während derselben Zeitspanne stufenweise erfolgt (hold-relax, HR), beide Methoden beim aktiven Heben des gestreckten Beines. *Moore und Hutton* (1980) zeigten auf ähnliche Weise in einer Untersuchung von drei verschiedenen Methoden des Hüftbeugens, daß die »CRAC«-Methode (contract-relax-agonist-contraction) die größte Steigerung der Beweglichkeit ergibt. Sie bedeutet eine isometrisch optimale Anspannung der hinteren Oberschenkelmuskulatur (5 Sekunden lang), gefolgt von Entspannung und anschließendem Stretch (9 Sekunden lang), bei nicht voller Anspannung der Hüftbeugermuskeln. Dies entspricht der Übung 24, wenn man beim Stretch versucht, gleichzeitig das gestreckte Bein aktiv noch höher zu heben. Die beiden anderen untersuchten Methoden waren contract-relax, d. h. Muskelanspannung – Entspannung – Dehnung und einfach passive statische Dehnung. EMG (elektrische Muskelaktivität) erwies sich außerdem als schlecht für die Steigerung der Beweglichkeit; CRAC führte eigenartigerweise zu erhöhter elektrischer Muskelaktivität der hinteren Oberschenkelmuskulatur. *Lewit* (1980) zeigte, daß die isometrische Widerstandsmethode (10 Minuten lang), gefolgt von Entspannung und Stretch, bei der Mehrzahl der 220 Versuchspersonen zu einer erheblichen Muskelhemmung und deutlicher Schmerzlinderung bei Schmerzen der Sehnen- und Muskel-Knochenansätze führt. *Sady* (1982) verglich drei verschiedene Methoden des Beweglichkeitstrainings hinsichtlich Schultern, Rücken und hinterer Oberschenkelmuskulatur. Die PNF mit Muskelanspannung – Dehnung während Intervallen um 6 Sekunden erwies sich als besser (20% Beweglichkeitssteigerung) beim Training dreimal wöchentlich sechs Wochen lang, als nur statische Dehnung (6 Sekunden lang) oder ruckartige Schleuderbewegungen (mit 20 Nachzerrungen). Schon *Holt, Trawis* und *Okita* (1970) und *Tanigawa* (1972) fanden die PNF-Methode am besten.

Kinder und Stretching

Viele Menschen täten gut daran, ihre Beweglichkeit zu steigern. Selbstverständlich gilt das nicht für alle: Kinder unter 10 Jahren oder in der Vorpubertät etwa sind von Natur aus gut beweglich. Bei ihnen ist Stretching überflüssig, wenn sie nicht gerade intensiv Sport betreiben, durch Krankheit in ihrer Beweglichkeit behindert sind oder nach einer Verletzung trainieren müssen. Doch ist es nicht verkehrt, ihnen Stretching *beizubringen,* als bewußtes Beweglichkeitstraining für später. Manchmal wurde es sogar erfolgreich gegen Wachstumsschmerzen der Unterbeine eingesetzt.

Ältere Menschen und Stretching

Auch Erwachsene mit zufriedenstellendem Beweglichkeitsgrad können aus Stretching Nutzen ziehen durch dessen weitere positive Effekte, wie z. B. erhöhte Muskeldurchblutung und verbesserter Stoffwechsel, Linderung bei Muskelkater, die entspannende Wirkung und das Gefühl des Wohlbefindens, das sich nach dem Üben einstellt. Stretching vitalisiert sozusagen die Muskeln und hält sie jung. Darin und in der sehr schnellen Steigerung der Beweglichkeit liegt wohl der Grund dafür, daß die Stretchingmethode einen so großen Anklang bei älteren Menschen findet, besonders wenn sie unter Steifheit und Empfindlichkeit der Glieder und Muskeln leiden. Außerdem kann Stretching ohne besondere Grundkondition, ohne spezielle Kleidung, Ausstattung oder Räumlichkeiten ausgeführt werden.

Zuerst gewöhnliche Erwärmung

Stretching darf nie die gewöhnliche zirkulatorische Erwärmung ersetzen. Im Trainingsprogramm ergänzt es die Erwärmung. Das Programm sollte im Prinzip immer nach folgendem Konzept ausgeführt werden:

1. *Erwärmung* für Herz und Lungen, am besten bis zu über 100 Pulsschlägen pro Minute. Dies erhöht die Muskeltemperatur und begünstigt die Wirkung des Stretching.
2. *Stretching,* sagen wir je einen Durchgang pro Muskelgruppe aus dem Grundprogramm (Seite 11 f.), eventuell zusammen mit den Bewegungsübungen auf Seite 15.
3. *Spezialtraining:* für Ausdauer, Kraft, Schnelligkeit, Technik und Kondition.
4. *Abtraining* in drei Stufen: a) allmähliche Intensitätsminderung, b) Stretching; der Hauptdurchgang mit z. B. drei Durchführungen pro Muskel und c) psychische Entspannungsübungen.

Zur psychischen Entspannung

Stretching, das ja bei bewußter Entspannung der übrigen Körperteile durchgeführt werden soll, bewirkt an sich eine Entspannung der Muskeln, was zu psychischer Entspannung führt. Deswegen kann Stretching bei der Behandlung von nervlich bedingten Spannungszuständen verwendet werden, z. B. bei Spannungsschmerzen im Nacken. In manchen Fällen kann es sogar Beruhigungsmittel ersetzen. Stretching löst Spannungen und mäßigt den Tonus des Körpers (Muskelanspannungsgrad), und dadurch kommt es zu einer erheblichen und charakteristischen Senkung der elektrischen Muskelaktivität, EMG (de Vries 1966).

Als Schmerzbehandlung

Es hat sich gezeigt, daß Schmerz eine erhöhte elektrische Muskelaktivität erzeugt, wodurch es oft zu Muskelanspannungen kommt, die ihrerseits Muskelverkürzung zur Folge haben können. Hat man ein Schmerzgefühl entweder *vor, während oder nach* dem Stretch, so hat man etwas falsch gemacht! In den USA verwendet man Stretching bei der Behandlung entzündlicher Zustände der Sehnen und Muskeln. Man kann dies noch nicht eindeutig empfehlen, da die Wirkung nicht genügend untersucht worden ist. De Vries in den USA entdeckte 1966, daß statische Dehnung in 20 von 23 Fällen deutliche Linderung bei Muskelanspannung bewirkte, wie z. B. bei Knochenhautentzündung des Unterbeines, Schmerzen der Unterarmmuskulatur, Schmerzen der vorderen und hinteren Oberschenkelmuskulatur, der Hüfte und der Wade.
In Schweden ist unter sachkundiger Betreuung mit guten Resultaten auch schon Stretching angewendet worden bei Schmerzzuständen hinter der Knieschale (Patellalgie, »chondromalacia patellae« – tritt oft bei Jüngeren auf), Schulterschmerzen und sogar beim sog. Tennisarm (Schmerzen am Ansatz der Streckmuskeln des Unterarmes zum Handgelenk). Erprobt und wohlbekannt ist die sofortige Linderung bei Wadenkrämpfen durch statische Dehnung (Morris, Gasteiger und Chatfield 1957).

Gegen Muskelempfindlichkeit

Glick (1980) meint, daß Stretching schmerzlindernd wirke bei Muskelbeschwerden von sowohl Art II (Empfindlichkeit oder Krampf während oder unmittelbar nach einer Anstrengung), wie auch von Art III (»Muskelkater« 1 bis 2 Tage nach kräftiger Anstrengung). Wird Stretching vorbeugend eingesetzt, dürfte Muskelkater kaum nach sonstigem Training auftreten, oder wenigstens nicht behindernd wirken. Statt dessen tritt meistens ein Wohlbefinden nach dem Training ein.

Bei Rückenbeschwerden

Stretching kann eine positive Wirkung bei Rückenbeschwerden zeigen. Mehrere Stretchübungen sind geeignet zum Vorbeugen oder Lindern bei Lendenrückenproblemen, besonders die Übungen der Hüftbeuger (iliopsoas) und der hinteren Oberschenkelmuskeln (hamstrings).
Schon 1949 entdeckte *Kraus*, daß 71 % der Personen mit Lendenrückenbeschwerden verkürzte Rücken-hamstrings-Wadenmuskeln hatten, und hiervon hatten 41 % verkürzte hamstrings. Die Muskulatur scheint einem physiologischen Gesetz zu unterliegen: Wenn Muskeln über längere Zeit in verkürzter Lage gehalten werden, wird eine chronische Steifheit, Kontraktion, eintreten. Somit dürfte die sitzende Stellung verkürzte iliopsoas und hamstrings bewirken. Die Stretchübungen verhindern eine Muskelkürzung, indem sie Lendenrücken und Becken in eine natürlichere Stellung bringen. Es dürfte jedoch nicht ratsam sein, den Rücken bei akuten Rückenbeschwerden wie z. B. Ischias zu stretchen. Versteifte Muskeln im Achillessehnenbereich scheinen die Lenden besonders stark zu belasten und Schmerzen im unteren Rücken hervorzurufen. Die Studie einer schwedischen, physiotherapeutischen Schule in Uppsala von 1984 ergab, daß bei 41 % von 118 Fußballspielern mit Rückenschmerzen verkürzte Hüftmuskeln vorhanden waren, während nur 3 % der Spieler ohne Muskelverkürzungen über Rükkenschmerzen klagten.
Nach einem 4minütigen, standardisierten Übungsprogramm für Arm und Handgelenk berichtete de Vries nach 24stündigen bzw. 48stündigen Beobachtungen in jedem Einzelfall über erheblich weniger Muskelbeschwerden, verglichen mit ungestretchten Armen, wenn sofort auf die Übungen ein Stretching von Primär- und Gegenmuskel erfolgte.

Anspannen – Entspannen – Stretching

Eine physiotherapeutische Schule in Umea, Schweden, hatte die Methode einer früheren Ausgabe dieses Buches übernommen (Anspannung 20 Sekunden, Entspannen und Stretching 20 Sekunden) und erforschte in einer kleinen Studie deren positive Wirkung auf die Beweglichkeit der untersuchten Bandy-Spieler (einer Art Eishockey).
18 Wochen lang wurde das Stretching 3mal wöchentlich ausgeführt. Die Beweglichkeitssteigerung der Kniemuskulatur war in den ersten 3 Wochen am größten und betrug für den gesamten Zeitraum 20 %, bei den Lendenmuskeln hingegen lag die größte Steigerung zwischen der 7. und 10. Woche und insgesamt bei 31 %. Die Hüftdehnung (iliopsoas) erfolgte langsam, aber stetig. Es wurde außerdem be-

richtet, daß Spieler mit am Anfang unterdurchschnittlicher Beweglichkeit proportional den größten Fortschritt verzeichneten.
Es handelt sich hier also um eine sinnvolle Methode mit schnellen Resultaten. Besonders bemerkenswert ist, daß nach Beginn der Studie nicht ein einziger Spieler während der Sportsaison über Probleme mit Leistenmuskeln klagte.
Nach Cornelius & Hinson ist eines der wichtigsten Untersuchungsergebnisse die Tatsache, daß eine maximale freiwillige isometrische Anspannung vor einer Beweglichkeitsübung (also wie die hier beschriebene Methode) die Dehnung einer ganzen Muskelgruppe beeinflußt. Selbst kurze Anspannungen von 3 bis 6 Sekunden bewirken bereits eine erhöhte Beweglichkeit der Gelenke, wenn ihnen ein passiver Stretch vorausgeht. (Dies wird in diesem Buch empfohlen: Beginnen Sie die Übungen in einer entspannt-ausgestreckten Position.)

Dehnung – weiter ausgeführt

Verständlicherweise wird das Bindegewebe oft als das wichtigste Objekt des Beweglichkeitstrainings betrachtet, da es innerhalb des Muskel-Knochen-Systems für die meisten bewegungshemmenden Teile zuständig ist, wie Gelenkkapseln, Muskelscheiden, Sehnen usw. Normales Bindegewebe entwickelt eine Spannkraft, die eine langsam fortschreitende Verkürzung dieses Gewebes verursacht (es ist verantwortlich für die sog. Kontraktur im Gelenkbereich), bis sie von einer Gegenkraft aufgehalten wird.
Wenn ein normalerweise beweglicher Teil des Körpers stillgelegt wird, zieht sich das Bindegewebe – selbst in wenigen Tagen – allmählich zusammen und verändert sich zu einem sehr dichten Gewebe. Die Verbindungen zwischen den Kollagen (fibröses Protein)-Fasern innerhalb des Bindegewebes leisten erhöhten Widerstand bei plötzlicher Anspannung, dehnen oder »kriechen« aber bei längerer Belastung. Dies nennt man plastische Streckung.
Eine langfristige, mit wenig Kraft betriebene Stretchingmethode bei erhöhter Gewebetemperatur begünstigt daher eine permanente, sog. plastische Deformation und bewirkt eine größere Gewebestrekkung nach dem Stretching als ein kraftvolles, ruckartiges und kurzes Stretching, wie z. B. das traditionelle ballistische Stoß-Stretching, das die Struktur eher schwächt und ein größeres Schmerz- und Gewebe-rißrisiko birgt.
Laboruntersuchungen (Sapega, Quedenfeld, Moyer & Butler 1981) zeigen, daß der beste Weg zur dauerhaften Streckung von Bindegewebsstrukturen ohne Strukturschäden ein langfristiges, wenig kraftaufwendiges Stretching ist, und zwar bei erhöhter Gewebetemperatur mit Abkühlung des Gewebes vor der Entspannung.